武汉大学优秀博士学位论文文库

# MITA介导的
# 细胞抗病毒反应信号转导
# 及其调节机制

钟波 著

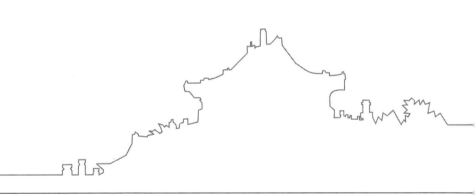

WUHAN UNIVERSITY PRESS
武汉大学出版社

**图书在版编目(CIP)数据**

MITA介导的细胞抗病毒反应信号转导及其调节机制/钟波著.—武汉:武汉大学出版社,2013.11

武汉大学优秀博士学位论文文库

ISBN 978-7-307-11713-6

Ⅰ.M⋯　Ⅱ.钟⋯　Ⅲ.病毒病—细胞免疫学—研究　Ⅳ.R511

中国版本图书馆 CIP 数据核字(2013)第 221640 号

责任编辑:黄汉平　　责任校对:鄢春梅　　版式设计:马　佳

出版发行:**武汉大学出版社**　　(430072　武昌　珞珈山)

　　　　　(电子邮件:cbs22@whu.edu.cn　网址:www.wdp.com.cn)

印刷:湖北恒泰印务有限公司

开本:720×1000　1/16　印张:11.25　字数:156千字　插页:2

版次:2013年11月第1版　　2013年11月第1次印刷

ISBN 978-7-307-11713-6　　定价:28.00元

# 总　序

创新是一个民族进步的灵魂，也是中国未来发展的核心驱动力。研究生教育作为教育的最高层次，在培养创新人才中具有决定意义，是国家核心竞争力的重要支撑，是提升国家软实力的重要依托，也是国家综合国力和科学文化水平的重要标志。

武汉大学是一所崇尚学术、自由探索、追求卓越的大学。美丽的珞珈山水不仅可以诗意栖居，更可以陶冶性情、激发灵感。更为重要的是，这里名师荟萃、英才云集，一批又一批优秀学人在这里砥砺学术、传播真理、探索新知。一流的教育资源，先进的教育制度，为优秀博士学位论文的产生提供了肥沃的土壤和适宜的气候条件。

致力于建设高水平的研究型大学，武汉大学素来重视研究生培养，是我国首批成立有研究生院的大学之一，不仅为国家培育了一大批高层次拔尖创新人才，而且产出了一大批高水平科研成果。近年来，学校明确将"质量是生命线"和"创新是主旋律"作为指导研究生教育工作的基本方针，在稳定研究生教育规模的同时，不断推进和深化研究生教育教学改革，使学校的研究生教育质量和知名度不断提升。

博士研究生教育位于研究生教育的最顶端，博士研究生也是学校科学研究的重要力量。一大批优秀博士研究生，在他们学术创作最激情的时期，来到珞珈山下、东湖之滨。珞珈山的浑厚，奠定了他们学术研究的坚实基础；东湖水的灵动，激发了他们学术创新的无限灵感。在每一篇优秀博士学位论文的背后，都有博士研究生们刻苦钻研的身影，更有他们的导师的辛勤汗水。年轻的学者们，犹如在海边拾贝，面对知识与真理的浩瀚海洋，他们在导师的循循善诱下，细心找寻着、收集着一片片靓丽的贝壳，最终把它们连成一串串闪闪夺目的项链。阳光下的汗水,是他们砥砺创新的注脚;面向太阳的远方,是他们奔跑的方向;导师们的悉心指点,则是他们最值得依赖的臂膀!

博士学位论文是博士生学习活动和研究工作的主要成果,也是学校研究生教育质量的凝结,具有很强的学术性、创造性、规范性和专业性。博士学位论文是一个学者特别是年轻学者踏进学术之门的标志,很多博士学位论文开辟了学术领域的新思想、新观念、新视阈和新境界。

据统计,近几年我校博士研究生所发表的高质量论文占全校高水平论文的一半以上。至今,武汉大学已经培育出18篇"全国百篇优秀博士学位论文",还有数十篇论文获"全国百篇优秀博士学位论文提名奖",数百篇论文被评为"湖北省优秀博士学位论文"。优秀博士结出的累累硕果,无疑应该为我们好好珍藏,装入思想的宝库,供后学者慢慢汲取其养分,吸收其精华。编辑出版优秀博士学位论文文库,即是这一工作的具体表现。这项工作既是一种文化积累,又能助推这批青年学者更快地成长,更可以为后来者提供一种可资借鉴的范式亦或努力的方向,以鼓励他们勤于学习,善于思考,勇于创新,争取产生数量更多、创新性更强的博士学位论文。

武汉大学即将迎来双甲华诞,学校编辑出版该文库,不仅仅是为百廿武大增光添彩,更重要的是,当岁月无声地滑过120个春秋,当我们正大踏步地迈向前方时,我们有必要回首来时的路,我们有必要清晰地审视我们走过的每一个脚印。因为,铭记过去,才能开拓未来。武汉大学深厚的历史底蕴,不仅在于珞珈山的一草一木,也不仅仅在于屋檐上那一片片琉璃瓦,更在于珞珈山下的每一位学者和学生。而本文库收录的每一篇优秀博士学位论文,无疑又给珞珈山注入了新鲜的活力。不知不觉地,你看那珞珈山上的树木,仿佛又茂盛了许多!

李晓红

2013 年 10 月于武昌珞珈山

# 摘　　要

　　长期以来,病毒感染与宿主免疫的机制一直是生命科学领域的研究热点。病毒入侵宿主细胞后,首先被宿主模式识别受体(pattern-recognition receptors,PRRs)所识别,激活一系列的信号转导,诱导 I 型干扰素和白细胞介素 1β(interleukin 1-β,IL-1β)等细胞因子的表达。这些细胞因子分泌到细胞外,与细胞表面受体结合,激活相应的信号转导,诱导大量抗病毒基因的表达,从而抑制病毒的复制,诱导被感染的细胞凋亡;同时,这些细胞因子诱导产生炎症反应,激活天然免疫细胞以及适应性免疫系统,从而杀灭病毒并清除病毒感染的细胞。因此, I 型干扰素等细胞因子的表达对宿主抵抗病毒入侵起着举足轻重的作用。

　　研究表明,病毒在感染与复制的过程中产生病原相关分子模式(pathogen- associated molecular patterns,PAMPs),如 5′三磷酸具有锅柄状结构的 RNA(5′ppp panhandle RNA)以及双链 RNA(double-stranded RNA,dsRNA)。宿主细胞内的 PRR 如 RIG-I(retinoic acid-inducible gene I)与 MDA5(melanoma differentiation- associated gene 5)识别相应的 PAMP 后构象发生变化,招募定位于线粒体的接头蛋白 VISA(virus-induced signaling adaptor)。VISA 通过与 TRAF6(tumor necrosis factor receptor-associated factor 6)或 TRAF2 相互作用,激活 IKK(inhibitor of κB kinase)复合物,IKK 复合物磷酸化 IκB(inhibitor of κB),使 IκB 经泛素-蛋白酶体途径降解,释放出转录因子 NF-κB。同时 VISA 与 TRAF3 以及 TBK1(TRAF family member-associated NF-κB activator-binding kinase 1)相互作用,促进 TBK1 磷酸化激活 IRF3(interferon-regulatory factor 3)。激活的转录因子如 IRF3 与 NF-κB 进入细胞核结合至 I 型干扰素等基因的启动子上,激活 I

型干扰素的转录。

尽管最近十年的研究初步揭示了病毒感染诱导 I 型干扰素产生的过程,但是仍然有很多未知的问题有待进一步研究。例如,VISA通过保守的 TRAF 相互作用位点与 TRAF6 和 TRAF2 相互作用激活NF-κB,而 VISA 如何与 TBK1 相互作用并进一步激活 IRF3 则并不清楚。此外,DNA 病毒的受体及其介导 I 型干扰素的机制是什么,细胞中是否存在其它未知的激活 I 型干扰素的蛋白等。为了寻找参与激活 I 型干扰素表达的蛋白,我们利用表达克隆的方法筛选了人脾脏 cDNA 表达文库,发现一个功能未知的蛋白能有效激活 IRF3,我们将其命名为 MITA(mediator of IRF3 activator)。研究表明,MITA能有效激活转录因子 IRF3 而不激活 NF-κB。RNAi 下调 MITA 的表达则抑制病毒诱导的 IRF3 和 NF-κB 的激活、*IFN-β* 等抗病毒基因的表达以及细胞抗病毒反应。MITA 的 N 端含有四个跨膜结构域,其中第三个跨膜结构域(aa111-150)对其线粒体定位、与 VISA 相互作用以及自身的多聚化非常重要,第二个跨膜结构与第三个跨膜结构之间的部分(aa81-110)对促进 TBK1-IRF3 相互作用是必需的。内源性免疫沉淀实验表明,MITA 持续性地与 VISA 和 IRF3 相互作用,病毒感染后,MITA 将 TBK1 招募至线粒体,介导 VISA-TBK1 相互作用;同时,MITA 通过自身多聚化形成 VISA- MITA-TBK1-IRF3 复合物。在这一复合物中,MITA 第 358 位的丝氨酸被 TBK1 磷酸化,这一过程为 IRF3 的磷酸化激活非常重要。

在研究 MITA 介导 I 型干扰素表达机制的过程中,我们发现没有病毒感染的情况下 MITA 已经被磷酸化,但是哪(几)种蛋白介导静息状态下 MITA 磷酸化还不清楚;同时我们也观察到 MITA 能被泛素化,但是 MITA 泛素化的机制与意义也不清楚。为了回答上述问题,我们以 MITA 为"诱饵"蛋白做了酵母双杂交实验,发现一个 E3泛素连接酶 RNF5 能与 MITA 相互作用。RNF5 的 C 端含有一个跨膜结构域,并通过其 C 端与 MITA 相互作用。RNF5 在多种细胞中特异地抑制病毒感染引发的信号转导,包括 293、HeLa 以及原代巨噬细胞和树突状细胞(dendritic cells,DCs),并且其 E3 泛素连接酶活性对抑制信号转导过程是必需的。RNAi 下调 RNF5 的表达则促进病毒感染引起的 IRF3 的激活以及 *IFN-β* 等抗病毒基因的表达。进一步的研究表明,病毒感染诱导 RNF5 在线粒体上聚集,与 MITA 和 VISA 相互作用,并催化 MITA 第 150 位赖氨酸以及 VISA 第 362 和461 位的赖氨酸残基发生泛素化,并使其通过蛋白酶体途径降解,从而负调节病毒感染早期的信号转导,以防止过度的免疫反应。

我们的研究发现了一个定位于线粒体、介导 I 型干扰素表达的新的接头蛋白 MITA,进一步阐述了病毒感染诱导 I 型干扰素表达的机制;而定位于内质网和线粒体的 E3 泛素连接酶 RNF5 通过泛素化降解 MITA 和 VISA,负调控病毒感染诱导的 I 型干扰素的表达,防止免疫系统过度激活对宿主造成的伤害,也暗示着亚细胞器线粒体-内质网之间的“交流”(interplay)在抵御病毒感染与防止过度免疫的平衡过程中扮演着非常重要的角色。

# Abstract

The mechanisms of viral infection and host immune response have long been recognized as a hot research field in life sciences. Pattern-recognition receptors (PRRs) encoded by the host genome recognize invading viruses, representing the first step for antiviral response. The PRRs initiates a series of signaling, which leads to production of a number of cytokines such as type I interferons (IFNs) and interleukin-1β (IL-1β). The secreted type I IFNs bind to the receptors in autocrine or paracrine manner and initiate signaling that activates transcription of thousands of genes. The produced proteins collaborate to inhibit viral replication or induce apoptosis of infected cells. On the other hand, type I IFNs activate innate immune cells to induce inflammatory response and/or adaptive immune system, resulting in clearance of invading virus and infected cells. Thus, type I IFNs play a vital role in host antiviral response.

The mechanisms of virus-triggered induction of type I IFNs have been extensively investigated during the past decade. Viral infection and replication generate pathogen associated molecular patterns (PAMPs) such as 5′ triphosphate panhandle RNA and double-stranded RNA, which are recognized by the pattern-recognition receptors (PRRs). Among the PRRs, the cytoplasmic RIG-I-like receptors (RLRs), RIG-I and MDA5, have been demonstrated to bind to viral RNAs. Upon detection of viral RNA, RIG-I or MDA5 is associated with the mitochondrial adaptor protein VISA. VISA is associated with several downstream pro-

1

teins constitutively or in a viral infection dependent manner, including TRAF2, TRAF3 and TRAF6. On one hand, VISA interacts with TRAF2 and/or TRAF6 to activate IKK complex, which phosphorylates IκB. The phosphorylated IκB is ubiquitinated and degraded through proteasome, leading to the release and activation of NF-κB. On the other hand, VISA recruits TRAF3 and TBK1 to phosphorylate and activate IRF3. The activated transcription factors IRF3 and NF-κB enter into the nucleus and collaboratively activate transcription of type I IFN genes.

Although breakthrough advances on the virus-triggered type I IFN signaling pathways have been made during the past decade, there are a lot of key questions remaining to be elucidated. For example, it has been suggested that VISA interacts with TRAF2/TRAF6 via its conserved TRAF-interacting motifs , whereas how VISA is associated with TBK1 is not known yet. Also, what are the unknown proteins involved in virus-triggered type I IFN signaling is another research interest. To identify proteins involved in type I IFNs production, we performed expression cloning experiments, leading to the identification and characterization of MITA (mediator of IRF3 activation). Overexpression of MITA activated IRF3, whereas knockdown of MITA inhibited virus-triggered activation of IRF3, expression of type I IFNs, and cellular antiviral response. MITA contained four putative transmenbrane domains at its N-terminus and was found to localize to the outer membrane of mitochondria and the third transmembrane is critical for its mitochondrial localization, VISA-MITA association and MITA oligomerization. MITA was found to be associated with VISA and IRF3 constitutively and recruited the kinase TBK1 to the VISA-associated complex. The serine 358 of MITA was phosphorylated by TBK1, which is required for MITA-mediated activation of IRF3.

During the process to characterize MITA, we found that MITA was basally phosphorylated without viral infection. However, the kinase(s) remained to be identified. In addition, we also observed that MITA was

2

ubiquitinated, whereas the mechanism of this process was unknown. To address these questions, we performed yeast two-hybrid assays with full-length MITA as bait, leading to the identification of an E3 ubiquitin ligase RNF5 as a MITA-interacting protein. RNF5 interacted with MITA through its C-terminus in a viral-infection-dependent manner. Overexpression of RNF5 inhibited virus-triggered IRF3 activation, *IFN-β* expression and cellular antiviral response, whereas knockdown of RNF5 had opposite effects. RNF5 targeted MITA at Lys150 for ubiquitination and degradation after viral infection. Both MITA and RNF5 were located at the mitochondria and endoplasmic reticulum (ER) and viral infection caused their redistribution to the ER and mitochondria, respectively. We further found that virus-induced ubiquitination and degradation of MITA by RNF5 occurred at the mitochondria. We also found that RNF5 targeted Lys 362 and Lys 461 of VISA for ubiquitination at the early phase of viral infection, thereby negatively regulating virus-induced type I IFN signaling and preventing excessive immune responses.

These studies further our understandings of the mechanisms and regulations of virus-induced type I IFN signaling and contribute to the elucidation of the complicated molecular mechanisms of cellular antiviral response. Our results also indicate that the interplay between mitochondria and ER plays a critical role in host defense against invading viruses as well as avoiding harmful excessive immune responses.

Key Words: MITA, RNF5, VISA, cellular antiviral response, signaling transduction

Bo Zhong

# 目 录

第一章 研究背景 ………………………………………… 1

第一节 抗病毒天然免疫概述 …………………………… 1

一、天然免疫简介 ……………………………………… 1

二、抗病毒天然免疫反应信号转导概述 ………………… 3

三、Ⅰ型干扰素转录激活机制 …………………………… 5

第二节 PRRs 及其介导的天然抗病毒免疫反应信号转导 … 11

一、识别病毒的模式识别受体及其对病毒的识别 ……… 11

二、PRRs 协同作用介导细胞抗病毒反应 ……………… 31

三、PRRs 介导的细胞抗病毒反应信号转导 …………… 34

第三节 PRRs 介导的信号转导的调节机制 …………… 45

一、阻断介导信号转导的分子间的相互作用 …………… 49

二、降解介导信号转导的蛋白 …………………………… 50

三、调节信号分子的去泛素化 …………………………… 51

四、其他 ………………………………………………… 52

第二章 实验材料与实验方法 …………………………… 54

第一节 实验材料 ……………………………………… 54

一、荧光素酶报告基因实验相关材料 …………………… 54

二、细胞、细胞因子与细胞培养 ………………………… 54

三、载体构建所需材料 …………………………………… 55

四、酵母双杂交所需材料 ………………………………… 55

五、免疫共沉淀以及 Western blot 实验相关材料 ……… 55

第二节 实验方法 ……………………………………… 56

一、质粒构建、DNA 纯化、磷酸钙沉淀转染 293 细胞、免疫

共沉淀、Western blot 与 RNA blot ……………… 56

二、荧光素酶报告基因实验 …………………………… 57

三、表达克隆筛选 ……………………………………… 57

四、酵母双杂交实验 …………………………………… 57

五、亚细胞器分离实验 ………………………………… 60

六、RT-PCR 实验 ……………………………………… 60

七、VSV 空斑实验 ……………………………………… 61

八、泛素化实验 ………………………………………… 61

九、LC-MS/MS 鉴定 MITA 磷酸化位点 ……………… 62

十、免疫荧光与激光共聚焦显微镜观察 ……………… 62

十一、非变性聚丙烯酰胺凝胶电泳 …………………… 62

十二、原代细胞的培养与转染 ………………………… 63

十三、$^{32}$P *in vivo* 标记细胞与放射自显影实验 ……… 64

十四、体外泛素化实验 ………………………………… 64

第三章　实验结果与讨论 ……………………………… 65

第一节　MITA 介导的信号转导机制 ………………… 65

一、研究背景与立项依据概述 ………………………… 65

二、MITA 的鉴定与表达分析 ………………………… 66

三、过表达 MITA 能有效激活 IRF3 …………………… 66

四、RNAi 下调 MITA 的表达抑制 SeV 诱导的 IFN-β
的表达 ……………………………………………… 68

五、MITA 定位于线粒体 ……………………………… 72

六、MITA 与 VISA、RIG-I 相互作用 ………………… 78

七、MITA 作为支架蛋白促进 TBK1-IRF3 的相互作用 … 82

八、TBK1 介导 MITA 的磷酸化促进 MITA 对 IRF3 的
激活 ………………………………………………… 86

九、小结与讨论 ………………………………………… 88

第二节　RNF5 对 MITA 介导信号转导的调节 ……… 92

一、研究背景和立项依据概述 ………………………… 92

二、RNF5 是 MITA 相互作用蛋白 …………………… 92

三、过表达 RNF5 抑制病毒感染引起的 IFN-β 的激活 ……… 95

四、RNAi 下调 RNF5 的表达促进病毒感染引起的

　　IFN-β 的激活 ………………………………………… 99

五、RNF5 在 MITA 水平调节细胞抗病毒反应 ………… 101

六、RNF5 催化 MITA 泛素化降解 …………………… 104

七、RNF5 催化 MITA 泛素化发生在 MITA K150 108

八、RNF5 在线粒体泛素化 MITA …………………… 109

九、小结与讨论 …………………………………… 111

第三节　RNF5 催化 VISA 泛素化降解 ……………… 112

一、研究背景与立项依据概述 ………………… 112

二、病毒感染诱导 RNF5 与 VISA 相互作用 ………… 113

三、RNF5 诱导 VISA 通过泛素-蛋白酶体途径降解 113

四、RNF5 泛素化 VISA 发生在 K361 和 K462 ……… 118

五、RNF5 对 VISA 的泛素化独立于 Itch ………… 119

六、小结与讨论 …………………………………… 121

第四节　研究总结与展望 ……………………………… 123

参考文献 ………………………………………… 125

缩略词表 ………………………………………… 156

致　　谢 ………………………………………… 161

# 第一章 研究背景

## 第一节 抗病毒天然免疫概述

### 一、天然免疫简介

免疫系统是机体防御病原微生物的入侵、监视并清除体内的非正常细胞、发挥免疫耐受和免疫调节等重要功能的系统。总的来说，免疫系统由免疫分子（如识别病原微生物的分子、干扰素、细胞因子、抗体及补体等）、免疫细胞（如粒细胞、巨噬细胞、树突状细胞、自然杀伤细胞以及 T 淋巴细胞和 B 淋巴细胞等）、免疫组织（黏膜相关淋巴组织）和免疫器官（胸腺、骨髓、脾和淋巴结等）组成。机体受到病原微生物入侵后，感染部位的细胞和组织发生一系列的反应，诱导抵抗病原微生物复制的蛋白表达，同时产生大量的细胞因子。免疫细胞受到细胞因子的趋化和诱导而活化，经免疫应答等过程产生免疫效应细胞，释放免疫效应分子，消灭入侵的病原微生物、修复遭到破坏的组织并对病原微生物产生免疫记忆。

根据对入侵病原微生物识别的不同机制，免疫系统分为天然免疫系统（innate immune system）和适应性免疫系统（adaptive immune system）。适应性免疫（adaptive immunity）又叫获得性免疫（acquired immunity）或特异性免疫（specific immunity），是指体内 naive T/B 淋巴细胞表面受体识别和接受病原微生物的抗原表位（epitope）刺激后，自身活化、增殖、分化为效应细胞，产生一系列生物学效应的全过程。因此，T/B 淋巴细胞介导的体液或细胞免疫是适应性免疫发挥功能的主要形式，具有高度的抗原特异性和免疫记忆性等特点。天然免疫(innate immunity)又叫固有免疫、先天免疫或非特异性免疫(non-specific immunity),包括生理屏障(皮肤和黏膜组织、血脑屏障和胎盘屏障等)、化学屏障(pH 值、脂肪酸、酶以及补体系统)以及参与天然免疫反应的细胞(如被感染的上皮细胞、粒细胞、单核细胞、自然杀伤细胞、巨噬细胞和树突状细胞等),能广谱地阻止病原微生物的入侵并抑制其在体内的复制。其中,细胞介导的天然免疫反应依赖于细胞表面或胞浆内的模式识别受体(pattern-recognition receptors,PRRs)对病原微生物上某些保守组分的识别,是介导天然免疫反应的重要组成部分。

尽管天然免疫与适应性免疫对病原微生物的识别机制不同,但它们并非两个相互割裂的部分,而是一个统一的整体。病原微生物突破生理屏障结构,进入皮肤下层或黏膜下层组织后,可被局部存在的巨噬细胞迅速吞噬清除。补体系统被入侵的病原微生物激活,产生杀伤作用;同时补体活化产物可介导调理作用,增强各种吞噬细胞的吞噬能力,发挥强大的杀伤效应,阻止病原微生物对靶细胞的吸附与感染。某些病原微生物能突破生理和化学屏障感染靶细胞,这些细胞受到病原微生物感染后,激活一系列的信号级联反应,诱导产生大量的细胞因子和趋化因子,这些细胞因子一方面通过自分泌(autocrine)和旁分泌(paracrine)的形式激活下游信号通路,合成抑制或干扰病原微生物复制的蛋白,另一方面炎症细胞因子(inflammatory factors)(如 IL-8,IL-1 和 TNF 等)和趋化因子(chemokines)(如 CCL5 和 MCP-1 等)吸引附近组织或血管中的免疫细胞如中性粒细胞(neutrophil)、自然杀伤细胞(natural killer cell)以及巨噬细胞(macrophage)和树突状细胞(dendritic cell)迁移到感染部位。中性粒细胞、自然杀伤细胞和巨噬细胞能吞噬、杀伤并裂解被感染的细胞及入侵的病原微生物,在感染部位产生炎症反应;同时这些细胞可合成大量的促炎症细胞因子,进一步放大机体天然免疫反应和炎症反应,从而清除入侵的微生物,绝大多数的病原微生物感染终止于此。如果这一过程不能清除入侵的病原微生物,抗原呈递细胞巨噬细胞和树突状细胞对吞噬的病原微生物进行加工,随着血液和淋巴循环至淋巴结和脾脏,将加工过的短肽通过细胞表面的主要组织相容性复合物

II/I(major histocompability complex II/I, MHC - II/I)分别呈递给CD4⁺ T细胞(T helper, Th)和CD8⁺ T细胞(cytotoxic T lymphocyte, CTL),并分泌细胞因子,激活 T 细胞,并诱导 naive T 细胞分化为效应 T 细胞(effecter T cell)和记忆性 T 细胞(memory T cell)。效应 CTL 直接介导对病原微生物以及被感染细胞的杀伤,而 Th 细胞则分泌相关的细胞因子,产生促炎症或抗炎症反应,辅助 B 细胞产生抗原特异性抗体,并促使 B 细胞分化为浆细胞(分泌抗体的主要细胞)和记忆性 B 细胞。免疫细胞如粒细胞、巨噬细胞、自然杀伤细胞以及淋巴因子激活的杀伤细胞(lymphokine activated killer cell)识别并杀伤抗体包被的病原微生物以及受到感染的细胞,最终清除入侵的病原微生物以及被感染的细胞。当机体再次受到该病原微生物的感染时,天然免疫系统、记忆性 T 细胞和 B 细胞则迅速激活,协同清除病原微生物。因此,无论是在早期对病原微生物的识别还是在后期诱导适应性免疫以及病原微生物的清除,天然免疫系统在抵御病原微生物入侵的过程中扮演着重要角色,而感染早期细胞诱发的天然免疫信号转导则是整个免疫反应的基础,是起始免疫反应的第一步。

## 二、抗病毒天然免疫反应信号转导概述

由病毒感染所引起的各种疾病一直以来都是人类健康的巨大威胁,而天然免疫作为抵御病原微生物入侵的第一道防线,在抵抗病毒感染的过程中发挥着重要的作用。病毒感染具有宿主特异性,如流感病毒(influenza)感染呼吸道上皮细胞,乙型肝炎病毒(hepatitis B virus, HBV)则感染肝脏细胞等。这些非免疫细胞受到感染后立即激活一系列的信号转导,一方面合成某些抗病毒蛋白抑制病毒复制,另一方面将遭到病毒感染的信息传达给专职免疫细胞。因此,病毒感染后,细胞早期的信号转导对机体的免疫反应和病毒的清除起着基础性作用。

总的来说,早期细胞抗病毒信号转导分为两个阶段(图1)。第一个阶段,宿主细胞产生 I 型干扰素等细胞因子。病毒在感染和复制的过程中产生一些病毒特有的保守结构,叫做病原相关分子模式(pathogen-associated molecular patterns, PAMPs)。迄今为止,已经定

义了至少六种病毒的 PAMPs,包括 5′三磷酸单链 RNA(5′triphosphate single-stranded RNA,5′pppssRNA)、5′三磷酸具有锅柄状结构的 RNA (5′ppp panhandle RNA)、双链 RNA(double-stranded RNA,dsRNA)、非甲基化的 CpG DNA、富含 AT 的双链 DNA(A-T rich double-stranded DNA,polydA:dT) 以及某些病毒的包膜糖蛋白(envelope glyco-proteins)(Kawai and Akira, 2009;Takeuchi and Akira, 2009;Yoneyama and Fujita, 2009)。宿主细胞编码的模式识别受体识别并结合病毒的各种 PAMPs,构象发生改变并招募下游的接头蛋白(ada-ptor protein)。接头蛋白形成多聚体,招募下游蛋白激酶和转录因子,并作为一个支架蛋白(scaffold protein)稳定激酶-转录因子的相互作用,促进蛋白激酶对转录因子的磷酸化激活。激活的转录因子进入细胞核与相应的辅激活子(coactivator)相互作用,共同诱导下游基因的表达,包括 I 型干扰素(type I interferons, IFNs)、炎症细胞因子以及趋化因子等(Takeuchi and Akira, 2009)。第二个阶段,I 型干扰素诱导抗病毒蛋白表达使细胞处于"抗病毒"的状态。产生的 I 型干扰素分泌到细胞外,与细胞表面干扰素受体(IFN receptor,IFNR)结合,IFNR 形成二聚体并招募胞浆中的酪氨酸激酶 JAK(Janus ki-nase)家族成员,磷酸化 STAT 家族的转录因子,STAT 形成同源或异源二聚体或与 IRF9(interferon-regulated factor 9)形成三聚体,激活数百个下游基因的表达。这些基因的表达产物如 PKR(double-stranded RNA activated protein kinase)、RNaseL 以及 ISGs(IFN-stimulated genes),它们共同干扰或抑制病毒的复制并诱导被感染的细胞发生凋亡(Theofilopoulos et al., 2005)。

此外,I 型干扰素诱导免疫细胞如树突状细胞的成熟,促进树突状细胞向 T 细胞呈递抗原并激活自然杀伤细胞。同时,炎症细胞因子和趋化因子吸引专职免疫细胞从血管、淋巴和周围组织间隙向感染部位迁移,在感染部位发生强烈的炎症反应并诱导适应性免疫。如受到西尼罗河病毒(West Nile virus)感染后,细胞产生白介素 23 (interleukin 23,IL-23),IL-23 吸引树突状细胞向感染部位迁移,促进适应性免疫(Town et al., 2009)。实验表明,早期的信号转导受阻,尤其是干扰素等细胞因子产生受阻或干扰素激活的信号通路受阻会

4

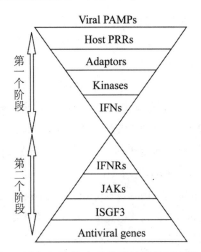

图1　早期细胞抗病毒信号转导的两个阶段

导致宿主在遭到病毒感染后更容易死亡（Shahangian et al.，2009）。因此，Ⅰ型干扰素在机体抵抗病毒感染的过程中发挥着非常重要的作用。

### 三、Ⅰ型干扰素转录激活机制

1957年，Isaac等首先发现一种由细胞产生的分泌型糖蛋白具有广谱抗病毒的活性，根据其干扰病毒复制的特性，将其命名为干扰素（Isaacs and Lindenmann，1957）。干扰素分为Ⅰ型、Ⅱ型和Ⅲ型三大类，Ⅱ型主要为IFN-γ，Ⅲ型包括IFN-λ1，IFN-λ2和IFN-λ3（也分别被称为IL-29，IL-28A和IL-28B），Ⅰ型干扰素由*IFN-β*，*IFN-α*和*IFN-ω*等基因组成，也有人将*IFN-ω*归为Ⅲ型干扰素（Ank et al.，2006；Pestka et al.，2004）。在人和小鼠基因组中，分别有13和14个基因编码IFN-α家族成员，只有1个基因编码IFN-β。IFN-α主要在天然免疫细胞如巨噬细胞和树突状细胞中表达，而IFN-β在免疫细胞和组织特异性细胞中都可表达（Cao et al.，2008）。IFN-γ主要在Th1细胞和NK细胞中诱导表达，STAT1和T-bet是调控其表达的主要转录因子（Ikeda et al.，2002）。与IFN-α的表达类似，IFN-λ家族主要在树突状细胞中表达,目前其转录激活调控机制还不是很清楚,可能与 I 型干扰素的转录激活机制类似。在这里笔者将主要讨论 IFN-β 和 IFN-α 的转录激活机制,II 型和 III 型的转录激活机制不作讨论。

人或小鼠的基因组中仅有一个基因编码 IFN-β,目前对 *IFN-β* 的转录调控机制研究得较为详细。早在 1995 年,Maniatis 教授就发现,病毒诱导的 *IFN-β* 的转录依赖于其启动子区域-100 ~ 50 bp 的一段序列,这段序列含有 4 个顺式作用元件,分别称为 PRD( positive regulatory domain ) I ~ PRDIV ( Thanos and Maniatis, 1995 )。其中,PRDI 和 PRDIII ( 也叫做 interferon-stimulated response element, ISRE 或 interferon-regulatory factor binding element, IRF-E )被激活的 IRF 家族成员识别并结合;PRDII 被 NF-κB 结合;PRDIV 与 AP-1( activating protein 1 )结合,同时结合 HMG I ( Y ) ( high-mobility group protein I ( Y ) ) ( Wathelet et al. , 1998 )。细胞受到病毒刺激后,激活的 IRF、NF-κB 和 AP-1 进入细胞核结合在 PRD 上,与 HMG I 一起组成增强子复合物。增强子复合物招募染色质修饰复合物( chromatin-modifying complexes ),包括 GCN5 ( general control of amino acid )、CBP、p300 以及组蛋白修饰蛋白( histone modifiers )、核小体修饰复合物 BRG/BAF( Brahma-related gene/Brahma-associated gene )、染色质重构复合物 SWI/SNF( chromatin-remodeling complex, switch /sucrose non fermentable )、转录复合物 TFIID 和 RNA-Pol II、起始 *IFN-β* 基因的转录( Agalioti et al. , 2000; Honda et al. , 2006 )( 图 2 )。

与 *IFN-β* 类似,*IFN-α* 基因的转录也依赖于其转录起始位点上游-100 ~ 40 bp 的区域,含有三个( *IFN-α*1 和 *IFN-α*13 )或两个( *IFN-α* 家族的其它成员 )保守的 IRF 结合位点,称为 VREs( virus responsive elements )( 图 3 )。VREs 结合 IRF 后也会招募上述各种复合物,从而起始 *IFN-α* 基因的转录。由于不同 IRF 对 *IFN-α* 各个成员启动子上的 VREs 的亲和性不同,病毒感染后 *IFN-α* 基因在转录水平上的激活也不一致。因此,转录因子的激活与 PRDI-IV 和 VREs 的识别及其对 *IFN-β* 和 *IFN-α* 的转录非常关键。下面将简要介绍转录因子 *NF-κB* 与 IRF3/7 的激活及其调控 *IFN-α/β* 转录的机制。

6

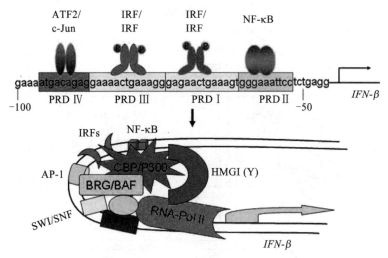

图 2    *IFN-β* 的增强子区域与转录复合物示意图
【改编自（Honda et al. , 2005c）】

人的 NF-κB 家族蛋白包括五个成员：RelA（也叫 p65）、RelB、c-Rel、NF-κB1（p50 及其前体 p105）和 NF-κB2（p52 及其前体 p100）（Ghosh and Karin, 2002; Gilmore, 2006; Hayden and Ghosh, 2004）（图 4）。它们均含有一个高度保守的 Rel 同源结构域（Rel homology domain, RHD），行使与 DNA 结合、介导同源或异源二聚化以及与 IκB（inhibitor of κB）结合等功能。同时，RHD 含有核定位信号（nuclear localization signal, NLS），介导活化的 NF-κB 进入细胞核。在生理条件下，NF-κB 与 IκB 相结合，以非活性形式存在于细胞质中。IκB 家族主要包括 IκBα、IκBβ、IκBε 以及 p100 等，通过其保守的 ankyrin 重复序列与 NF-κB 的 RHD 相结合，从而掩蔽 NF-κB 的核定位信号，阻止其入核。遭到病毒感染后，细胞激活信号转导通路，使得 IκBα 第 32 和 36 位的丝氨酸被磷酸化。磷酸化的 IκBα 被 E3 泛素连接酶 SCF-β-TrCP 复合体识别并通过泛素-蛋白酶体途径被降解。NF-κB 随即被释放出来，进入细胞核（Hacker and Karin, 2006）。这种依赖于 IκB 降解的 NF-κB 激活方式称为

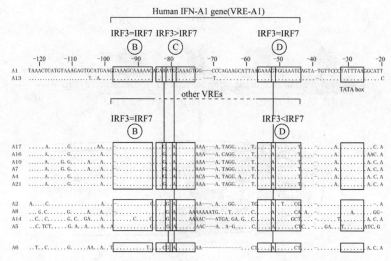

图 3  *IFN-α* 基因启动子区域示意图【引自（Genin et al. , 2009b）】

NF-κB 激活的经典途径（classical pathway），是病毒感染诱导 NF-κB 激活的主要途径。此外，p100 作为 IκB 与 RelB 结合，使 NF-κB 处于非活化状态。病毒感染激活的信号通路使 p100 被蛋白激酶磷酸化，p100 随即被 E3 泛素连接酶识别并通过蛋白酶体切除其 C 端得到 p52。p52 与 RelB 形成 p52：RelB 二聚体并入核。这种依赖于 p100 降解而激活 NF-κB 的途径称为 NF-κB 激活的非经典途径（alternative pathway or non-classical pathway）。IκBα 和 p100 的磷酸化修饰均依赖于上游的 IκB 激酶复合体（IκB kinase，IKK），该复合体由具有激酶活性的催化亚基 IKKα、IKKβ 以及不具有激酶活性的调节亚基 NEMO（NF-κB essential modulator，又称为 IKKγ）组成。其中 IKKβ 是 IKK 复合体中的主要催化亚基，在经典的 NF-κB 激活途径中发挥主要作用；IKKα 介导激酶 NIK（NF-κB-inducing kinase，NIK）对 p100 的磷酸化，从而参与非经典途径 NF-κB 的激活（Hacker and Karin，2006）（图 4）。实验表明，病毒感染能通过经典途径和非经典途径激活 NF-κB，而经典途径是 NF-κB 激活的主要形式（Chiu et al. , 2009b；Liu et al. , 2008）。

8

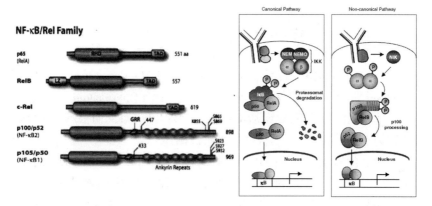

图 4　哺乳动物 NF-κB 家族蛋白结构(左)以及经典与非经典的 NF-κB 激活信
号途径(右)示意图【引自(Hayden and Ghosh，2004；Gilmore，2006)】

　　人的 IRF 家族有 9 个成员,分别命名为 IRF1-9。IRFs 的 N 端为
保守的 DNA 结合区域,除 IRF1 和 IRF2 外,其他 IRFs C 端都有 IRF
相互作用结构域(IRF association domain, IAD),介导 IRFs 与同家族
其他成员或其他转录因子之间的相互作用(Tamura et al.，2008)。
其中,IRF3/7 被认为在病毒感染诱导 I 型干扰素表达的过程中发挥
关键作用。IRF3 以非活性形式在细胞质中组成性表达,在上游信号
刺激下,IRF3 在上游激酶的激活下 C 端被磷酸化,使得 IRF3 形成二
聚体并进入细胞核。与 IRF3 不同,IRF7 仅在 B 细胞和 DCs 中持续
表达,在其他类型的细胞中,IRF7 的半衰期很短,表达水平很低,但
在病毒感染或 IFNs 的诱导下大量表达。同样,上游激酶使 IRF7 的
C 端发生磷酸化而激活。TBK1 ( TNF receptor associated factor
(TRAF) family member-associated NF-κB activator(TANK)-binding ki-
nase 1)和 IKKε 是磷酸化 IRF3/7 的主要激酶,两者有 64% 的同源
性,在激活 IRF3/7 的过程中也行使类似的功能。但不同的是 TBK1
持续性表达于各种细胞,如成纤维细胞和上皮细胞,而 IKKε 主要表
达于 T 细胞、外周血细胞和骨髓来源的巨噬细胞( bone marrow-de-
rived macrophage,BMDM),在其他类型细胞中只有在 LPS、TNF 和病

毒等因素的刺激下才表达。对 *TBK1* 和 *IKKε* 基因敲除的小鼠的研究表明,在 MEF(mouse embryonic fibroblasts)中,TBK1 是介导 IRF 激活的主要激酶;在 BMDM 中,TBK1 和 IKKε 都可以介导 IRF 的激活,二者在功能上具有冗余性。此外,IKKε 被报道通过磷酸化 STAT1 参与 IFN 诱导的信号转导(Hemmi et al. , 2004;Perry et al. , 2004;Tenoever et al. , 2007)。有趣的是,在 pDCs(plasmatoid dendritic cells)中,IRF7 的磷酸化激活不依赖于 TBK1 和 IKKε 而依赖于 *IRAK* 家族的蛋白激酶,其机制将在下文重点阐述。

激活的转录因子 NF-κB 和 IRF3/7 在 *IFN-β* 和 *IFN-α* 基因启动子上的装配是一个高度有序的动态的过程。在 HeLa 细胞中,第 4 号(4p13)、第 9 号(9q33)和第 18 号(18q21)染色体的相应区域相互作用组成 NF-κB 接入位点(NF-κB accessory sites)。病毒感染激活的 NF-κB 首先入核到达 NF-κB 接入位点,通过染色质间相互作用(interchromatin interaction)其中一个 *IFN-β* 等位基因的启动子序列迁移到该位点,使 NF-κB 从 NF-κB 接入位点转移到 *IFN-β* 基因的启动子上;接着,结合有 NF-κB 的启动子离开该位点,与激活的 IRF3 以及 AP-1 结合,完成增强子装配,起始 *IFN-β* 的转录。随着病毒感染时间的延长,IRF7 被大量诱导表达,进入细胞核结合到 *IFN-β* 基因的启动子上,促进细胞核内另外的 *IFN-β* 等位基因的表达(Apostolou and Thanos, 2008)(图 5)。

*IFN-α* 家族基因的启动子上仅有 IRF 的结合位点,是否有染色质间相互作用参与了 IRF-VRE 结合的过程还不清楚。对 Namalwa B lymphoid 细胞研究表明,在病毒感染的早期(2 小时内),受 IRF3 调控的 *IFN-α1* , *IFN-α2* 和 *IFN-α5* 被激活;随着病毒的感染(4 ~ 8 小时),IRF7 被诱导表达,与 IRF3 一起调控 *IFN-α10* , *IFN-α8* , *IFN-α17* , *IFN-α16* 和 *IFN-α14* 的转录;病毒感染 8 ~ 12 小时,IRF7 被进一步诱导表达,受 IRF7 调控的 *IFN-α7* , *IFN-α21* 和 *IFN-α4* 被激活(Genin et al. , 2009a;Honda et al. , 2005b)。

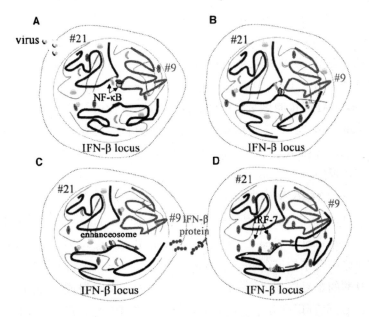

图 5　病毒感染诱导转录因子在 *IFN-β* 基因启动子上装配的动态过程
【引自（Apostolou and Thanos，2008）】

# 第二节　PRRs 及其介导的天然抗病毒免疫反应信号转导

## 一、识别病毒的模式识别受体及其对病毒的识别

前面提到，入侵的病原微生物在感染与复制的过程中产生一类具有保守结构的分子，即病原相关分子模式（PAMPs）；宿主通过编码的模式识别受体（PRRs）识别这类保守组分，起始一系列的信号转导。"模式识别受体"这一概念由被称为"天然免疫学之父"的美国科学家 Janeway 在 1989 年提出。与 T 细胞或 B 细胞受体不同，宿主编码的模式识别受体不需要经过染色体重组，也非识别病原微生物

11

的抗原表位,而是识别病原微生物的 PAMPs。模式识别受体包括四类:Toll 样受体(Toll-like receptors,TLRs)、RIG-I 样受体(RIG-I-like receptors,RLRs)、NOD 样受体(NOD-like receptors,NLRs)以及最近发现的胞浆 dsDNA 受体,如 RNA 合成酶 III(RNA polymerase III,RNA-Pol III)、DAI(DNA-dependent activator of interfereon-regulatory factors,DAI)(也叫做 Z-DNA binding protein 1,ZBP1)和 AIM2(absent in melanoma 2,AIM2)(Kumar et al., 2009a)。研究表明,这四类模式识别受体都参与了对病毒的识别,通过不同的信号通路引发细胞抗病毒反应。

## (一)TLRs 结构与功能

TLRs 属于 I 型跨膜蛋白,由胞外区(extracellular region)、跨膜区(transmembrane domain)和胞内区(intracellular region)组成。胞外区是病原结合结构域(pathogen-binding ectodomains),由 19 ~ 25 个富含亮氨酸的重复序列(leucine-rich repeat,LRR)串联组成,空间构象如马蹄形,负责识别并结合病原微生物特异的 PAMPs,其中,LRR 一般由 24 ~ 29 个氨基酸残基组成,具有高度保守的 XLXXLXLXX 基序以及 XΦXXΦXXXXFXXLX(X 代表任意氨基酸残基,Φ 代表疏水氨基酸残基)基序;跨膜结构域负责 TLRs 的亚细胞定位;胞内区与白细胞介素-1 受体(interleukin-1 receptor,IL-1 R)的胞内区有同源性,被称为 TIR(Toll/IL-1 receptor domain)结构域,招募胞浆中含有 TIR 结构域的接头蛋白分子并起始信号转导(Akira and Takeda, 2004)(图 6)。

人的基因组至少编码 10 种 TLRs,分别命名为 TLR1 ~ TLR10,小鼠的基因组至少编码 12 种 TLRs。其中,TLR1 ~ TLR9 的结构和功能在人与小鼠中高度保守,小鼠 *TLR*10 基因的 3′端被一段无关序列(unrelated and non-productive sequence)所取代,不能转录生成有功能的 mRNA;人的 *TLR*11 基因中出现终止密码子,也不能产生 *TLR*11 蛋白;*TLR*12 与 *TLR*13 在人的基因组中丢失。由于 TLR11-TLR13 仅在小鼠体内表达,这些 TLRs 受到的关注程度较低,相关研究也比较少。目前仅有少量的文献报道这类 TLRs 的功能。TLR11 在巨噬细

12

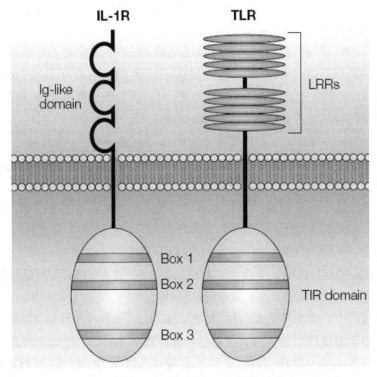

图6 TLRs 的结构示意图【引自(Akira and Takeda, 2004)】

胞、肝脏、肾以及膀胱上皮细胞中表达,参与抵抗尿道细菌如 *E. coli* 8NU,*E. coli* NU14,*E. coli* HLK120 以及 *E. coli* AD110(这些细菌统称为 uropathogenic bacteria *E. coli*,UPEC)感染引起的 NF-κB 的激活(Zhang et al. , 2004)。相应地,与野生型小鼠相比,*TLR*11$^{-/-}$小鼠对 UPEC 易感。TLR12 与 TLR13 在中枢神经系统(central nervous system, CNS)细胞中表达,受到科蒂氏中殖孔绦虫(*Mesocestoides corti*)感染后 TLR12 和 TLR13 的表达量显著升高,暗示这类 TLRs 在抵抗寄生虫感染的过程中起着重要的作用(Mishra et al. , 2008)。还有研究表明 *TLR*13 的转录激活受到转录因子 Ets2,Sp1 以及 PU. 1 的调控,受到 NF-κB 的抑制(Shi et al. , 2009)。TLR10 仅在人体内表

达,对其研究缺乏小鼠模型的证据,相关研究也还不够深入。目前已知 TLR10 是一个 N 端高度糖基化的蛋白,在淋巴组织如 B 细胞系、外周血 B 细胞以及扁桃体 pDCs(plasmacytoid dendritic cells)中表达,与淋巴细胞瘤、前列腺癌以及哮喘相关,其是否参与了对病原微生物的识别以及相关信号转导目前不清楚(Barreiro et al., 2009;Hornung et al., 2002)。TLR1 ~ TLR9 对病毒的识别及其介导的信号转导过程研究得比较透彻,下面将详细介绍。

TLR1 ~ TLR9 在各种免疫细胞中都有表达,包括单核细胞、巨噬细胞、树突状细胞、B 细胞、特定类型的 T 细胞以及一些非免疫细胞,如成纤维细胞、上皮细胞和角质细胞等。在某些类型细胞中,TLRs 的表达还受病原刺激以及各种细胞因子和环境压力等各种因素的调节。根据其亚细胞定位不同,TLRs 可分为两类:一类定位于细胞膜上,如 TLR1,TLR2,TLRs4 ~ TLRs6;另一类定位于细胞器的膜上,如 TLR3,TLRs7-TLRs9,受到相应的配体刺激后,这些 TLRs 从内质网膜转移到胞内体膜上(endosome)行使功能,内质网蛋白 UNC93B1 在这一过程中起着非常重要的作用(Tabeta et al., 2006)。另外,TLRs 的亚细胞定位偶尔也会因为细胞的差异而有所不同。根据氨基酸序列和基因结构的差异,TLRs 家族可以分成 5 个亚家族:TLR3、TLR4、TLR5、TLR2 和 TLR9 亚家族。TLR2 亚家族包括 TLR1、TLR2、TLR6 和 TLR10;TLR9 亚家族包括 TLR7、TLR8 和 TLR9。根据其识别的配体的种类,TLRs 可分为三类,TLR3 和 TLR7 ~ TLR9 识别细菌和病毒核酸的受体;TLR5 识别细菌鞭毛蛋白(flagellin)的受体;TLR1,TLR2,TLR6 以及 TLR4 识别细菌和病毒非核酸组分如脂多糖(lipopolysaccharide,LPS)和脂多肽(lipopeptides)的受体。结合相应的 PAMPs 后,TLRs 发生同源或异源二聚化或寡聚化,招募下游接头蛋白激活信号转导,导致相应的细胞因子的产生(表 1)。

TLR3 在 cDCs(conventional DCs)、巨噬细胞以及纤维细胞和上皮细胞中表达,其配体或 I 型干扰素的刺激也能促进 TLR3 的表达(Matsumoto et al., 2003)。在 cDC 和巨噬细胞中,TLR3 位于胞内体上,而在纤维细胞和上皮细胞中,TLR3 在细胞膜表面和胞内体都有

表1　　　**TLRs 的定位及其相应的配体【引自（Kumar et al., 2009b）】**

| TLR | Location of TLR | PAMPs recognized by TLR | Co-receptor(s) | Signaling adaptor | Transcription factor(s) | Effector cytokines induced |
| --- | --- | --- | --- | --- | --- | --- |
| TLR1/2 | Plasma membrane (cell surface) | Triacyl lipopeptides (Bacteria and Mycobacteria) | Hetrodimer of TLR1/2 forms a functional receptor | TIRAP, MyD88 | NFκB | Inflammatory cytokines (TNF-$\alpha$, IL-6 etc.) |
| TLR2 | Plasma membrane (cell surface) | Peptidoglycan (Gram-positive bacteria), LAM (Mycobacteria), Hemagglutinin (Measles virus), phospholipomannan (candide), Glyosylphosphophatidyl inositolmucin (Trypanosoma) | CD36, RP105 | TIRAP, MyD88 | NFκB | Inflammatory cytokines (TNF-$\alpha$, IL-6 etc.) |
| TLR3 | Endosome | ssRNA virus (WNV), dsRNA virus (Reovirus), RSV, MCMV | | TRIF | NFκB, IRF3,7 | Inflammatory cytokines (TNF-$\alpha$, IL-6 etc.), typeIIFNs |
| TLR4 | Plasma membrane (cell surface) | LPS (Gram-negative bacteria), Mannan (Candida), Glycoinositolphospholipids (Trypanosoma), Envelope proteins (RSV and MMTV) | MD2, CD14, LBP, RP105 | TIRAP, MyD88, TRAM and TRIF | NFκB, IRF3,7 | Inflammatory cytokines (TNF-$\alpha$, IL-6 etc.), typeIIFNs |
| TLR5 | Plasma membrane (cell surface) | Flagellin (Flagellated bacteria) | | MyD88 | NFκB | Inflammatory cytokines (TNF-$\alpha$, IL-6 etc.) |

续表

| TLR | Location of TLR | PAMPs recognized by TLR | Co-receptor(s) | Signaling adaptor | Transcription factor(s) | Effector cytokines induced |
| --- | --- | --- | --- | --- | --- | --- |
| TLR6/2 | Plasma membrane (cell surface) | Diacyl lipopeptides (Mycoplasma), LTA (Streptococcus), Zymosan (Saccharomyces) | Hetrodimer of TLR6/2 or dectin-1forms a functional-receptor | TIRAP, MyD88 | NFκB | Inflammatory cytokines (TNF-$\alpha$, IL-6 etc.) |
| TLR7 | Endosome | ssRNA viruses(VSV, Influenza virus) | | MyD88 | NFκB, IRF7 | Inflammatory cytokines (TNF-$\alpha$, IL-6 etc.), typeIIFNs |
| TLR8[#] | Endosome | ssRNA from RNA virus | | MyD88 | NFκB, IRF7 | Inflammatory cytokines (TNF-$\alpha$, IL-6 etc.), typeIIFNs |
| TLR9 | Endosome | dsDNA viruses(HSV, MCMV), CpG motifs from bacteria and viruses. Hemozoin (Plasmodium) | | MyD88 | NFκB, IRF7 | Inflammatory cytokines (TNF-$\alpha$, IL-6 etc.), typeIIFNs |
| TLR11 | Plasma membrane (cell surface) | Uropathogenic bacteria, profillin-like molecule(Toxoplasma gndii) | | MyD88 | NFκB | Inflammatory cytokines (TNF-$\alpha$, IL-6 etc.) |

16

定位。研究表明,TLR3 结合 dsRNA 及其人工合成的类似物 polyI∶C 和短的干涉 RNA(siRNA),识别 dsRNA 病毒的基因组 RNA 以及 ssRNA病毒复制过程中产生的 dsRNA 中间产物或 dsRNA 结构。与野生型 MEF 细胞相比,$TLR3^{-/-}$ MEF 细胞受到 polyI∶C 刺激后检测不到 IRF3 和 NF-κB 的激活,也检测不到 IFN-β 的表达(Alexopoulou et al. , 2001)。尽管如此,TLR3 在病毒感染后第一波的 I 型干扰素的表达过程中似乎并不重要。比如,受到水泡口炎病毒(vesicular stomatitis virus,VSV)、小鼠巨细胞病毒(mouse cytomegalovirus,MCMV)以及淋巴细胞脉络丛脑膜炎病毒(lymphocytic choriomeingitis virus,LCMV)感染后,$TLR3^{-/-}$ 小鼠血清中 IFN-β 的表达水平与野生型相比并没有明显差异,表明 $TLR3^{-/-}$ 小鼠对这些病毒的感染并不敏感(Edelmann et al. , 2004)。同时,TLR3 在大脑神经胶质细胞(astrocytes)中有大量的表达,暗示 TLR3 也许在脑炎病毒感染的过程中起着作用。有趣的是,与野生型小鼠相比,$TLR3^{-/-}$ 小鼠对 WNV 感染引起的脑部炎症反应显著减轻,更能抵抗 WNV 感染引起的致死效应(Le Goffic et al. , 2006;Wang et al. , 2004a)。也有研究表明,TLR3 通过识别病毒的 RNA 促进抗原呈递以及 CTL 介导的细胞杀伤效应(Alexopoulou et al. , 2001;Pasare and Medzhitov, 2003;Pasare and Medzhitov, 2005)。

TLR7/8 和 TLR9 主要在 pDCs 中表达,在 cDCs 和巨噬细胞中也有表达,定位于内质网上(Heil et al. , 2004;Hemmi et al. , 2000)。受到病毒感染或相应的配体刺激后,在内质网蛋白 UNC93B1 的帮助下,从内质网转移到胞内体,识别相应的 PAMPs(Fukui et al. , 2009;McGettrick and O'Neill, 2010;Tabeta et al. , 2006)。研究表明,TLR7/8 识别某些具有抗病毒功能的化合物如 R-837(imiquimod)和 R-848(resiquimod)、鸟苷类似物如 loxoribine、特定的 siRNA 以及富含尿嘧啶或尿嘧啶/鸟嘌呤的 ssRNA。随后研究人员进一步发现,由 TLR7/8 所识别的 ssRNA 除了依赖于特异的核酸序列,还受核酸修饰的影响,未修饰 ssRNA 刺激能诱导 pDCs 产生更多的细胞因子(Bauer et al. , 2008)。TLR7/8 识别大多数 RNA 病毒在感染复制过程中产生的 ssRNA,包括 VSV 和甲型流感病毒(influenza A virus, IAV),并激活 I 型干扰素的表达(Kawai and Akira, 2009; Kumar et al., 2009a; Kumar et al., 2009b)。

TLR9 识别未甲基化的 CpG-DNA 结构(Hemmi et al., 2000)。 CpG-DNA 有三种类型:A/D 型、B/K 型和 C 型,都能被 TLR9 识别,分别在不同类型细胞中产生不同的生物学效应(Klinman, 2004)。在 pDCs 中,A/D 型 CpG-DNA 被内吞到胞内体,并在胞内体持续存在较长时间,持续诱导大量 I 型干扰素的表达;B/K 型 CpG-DNA 则被转运到溶酶体(lysosome)被降解,仅能诱导少量的 I 型干扰素的表达(Honda et al., 2005a)。在 cDCs 中,A/D 型 CpG-DNA 被转运到溶酶体降解,不能有效诱导 I 型干扰素的表达,而 B/K 型 CpG-DNA 则能诱导少量 I 型干扰素的表达,这一过程依赖于 IRF1(Negishi et al., 2006)。在 B 细胞和巨噬细胞中,B/K 型 CpG-DNA 刺激能有效激活 B 细胞并诱导巨噬细胞产生炎症因子,A/D 型 CpG-DNA 刺激则不能产生上述效果。C 型 CpG-DNA 诱导 I 型干扰素表达和炎症因子的表达的能力介于 A/D 型和 B/K 型 CpG-DNA 之间(Ishii and Akira, 2006)。此外,TLR9 识别含有 CpG-DNA 结构的 DNA 病毒,如 MCMV、HSV-I/II(herpes simplex virus I/II)以及腺病毒(adenovirus) (Kawai and Akira, 2009)。目前,对于 TLR9 在不同细胞中识别 CpG-DNA 而引发不同的免疫反应的机制还不清楚。从进化角度上看,不同的 DNA 病毒可能含有不同结构的 CpG-DNA,被不同的细胞识别后产生不同的免疫反应,有利于宿主通过多种途径抑制病毒感染与复制从而清除病毒。最近,有研究报道 CpG-DNA 刺激后,TLR9 与 UNC93B1 相互作用,从内质网通过高尔基体转运到胞内体。在胞内体的酸性环境中,组织蛋白酶(cathepsin)将其 N 端的 LRR 1 ~ LRR14 切割下来,含有 LRR 15 ~ LRR26、跨膜结构以及胞浆结构的 C 端与 CpG-DNA 结合并激活下游信号转导(Ewald et al., 2008; Park et al., 2008)。TLR7 的结构与 TLR9 非常相近,对于 TLR7 是否被切割从而形成具有活性的形式还存在着争议。

TLR4 是第一个被克隆的哺乳动物的 TLRs 家族成员,革兰氏阴性菌的细胞壁脂多糖(LPS)是其识别的配体(Chaudhary et al. , 1998)。随后的研究表明,TLR4 也参与识别某些病毒的包膜结构成分,激活 I 型干扰素和炎症因子的表达,产生抗病毒效应。比如,TLR4 识别 RSV(respiratory syncytial virus)的 F 蛋白(fusion protein)、柯萨奇病毒(coxsackie virus)的 B4 蛋白、VSV 的 G 糖蛋白(glycoprotein G)以及埃博拉病毒(Ebola virus)的糖蛋白(Georgel et al. , 2007;Jude et al. , 2003;Kurt-Jones et al. , 2000;Okumura et al. , 2010;Triantafilou and Triantafilou, 2004)。相应地,$TLR4^{-/-}$ 小鼠对 RSV 感染更加敏感,小鼠肺部的 RSV 病毒滴度升高。此外,TLR4 介导的信号转导促进细胞对 HIV、HBV 和 WNV 等病毒的免疫反应,但机制目前不清楚(Kawai and Akira, 2009)。还有研究表明,某些病毒能利用 TLR4 介导的信号转导促进自身的复制,比如,MMTV (C3H)(mouse mammary tumor virus (C3H))感染诱导细胞表达 IL-10,这一过程依赖于 TLR4,而 IL-10 的表达抑制机体对 MMTV 的适应性免疫反应(Jude et al. , 2003)。

表2　　　　　　　　　　**TLRs 对病毒的识别**

| PRRs | Pathogens or RNAs | References |
| --- | --- | --- |
| TLR3 | Double-stranded RNA, polyI:C | (Alexopoulou et al. , 2001) |
| | West Nile virus | (Wang et al. , 2004a) |
| | Encephalomyocarditis virus | (Wang et al. , 2004a) |
| | Influenza A virus | (Le Goffic et al. , 2006) |
| | Herpes simplex virus | (Zhang et al. , 2007) |
| | Short interfering RNA (siRNA) | (Kawai and Akira, 2008; Kleinman et al. , 2008) |
| TLR7/8 | Imiquimod (R-837), Resiquimod (R-838), Loxoribine | (Hemmi et al. , 2002) |
| | Guanosine and uridine-rich ssRNA | (Diebold et al. , 2004; Heil et al. , 2004) |

续表

| PRRs | Pathogens or RNAs | References |
|------|-------------------|------------|
| TLR7/8 | Human immunodeficiency virus | (Diebold et al., 2004; Heil et al., 2004) |
| | Influenza A virus | (Diebold et al., 2004; Heil et al., 2004) |
| | Short interfering RNA | (Hornung et al., 2005) |
| TLR9 | Bacterial and viral genomic DNA with CpG-DNA motif | (Hemmi et al., 2000; Krieg, 2002) |
| | Mouse cytomegalovirus | (Krug et al., 2004a) |
| | herpes simplex virus-1 | (Krug et al., 2004b) |
| | herpes simplex virus-2 | (Lund et al., 2003) |
| TLR4 | Viral proteins, LPS | (Chaudhary et al., 1998) |
| | respiratory syncytial virus | (Kurt-Jones et al., 2000) |
| | coxsackie virus | (Jude et al., 2003) |
| | VSV | (Triantafilou and Triantafilou, 2004) |
| | Ebola virus | (Okumura et al., 2010) |
| TLR2 | Vaccine virus | (Barbalat et al., 2009) |
| | HSV-1 | |

TLR2 可与 TLR1 或 TLR6 形成二聚体,从而分别识别革兰氏阳性菌的细胞壁的三酰脂多肽(triacyl lipopeptides)及人工合成类似物 $Pam_3CSK_4$、二酰脂多肽(diacyl lipopeptides)及类似物 $Pam_2CSK_4$ 和脂胞壁酸(lipoteichoic acid,LTA)(Kumar et al., 2009a)。最近,TLR2/TLR1-$Pam_3CSK_4$ 和 TLR2/TLR6-$Pam_2CSK_4$ 复合物的晶体结构被解析出来,首次在结构上直接证明了 TLR2 及其识别的配体(Kang et al.,

2009）。$Pam_2CSK_4$ 和 $Pam_3CSK_4$ 刺激 TLR2 介导的信号转导、诱导炎症因子如 TNF 和 IL-6 的表达,并不诱导 I 型干扰素的表达(Alexo-poulou et al. , 2002；Barbalat et al. , 2009；Takeuchi et al. , 2001；Takeuchi et al. , 2002）。Barbalat 等人从小鼠骨髓中分离得到一类单核细胞,叫做炎症单核细胞(inflammatory monocyte, IM, CD11c- CD11b+Ly6C+ monocyte),在机体感染某些 DNA 病毒如 MCMV 和痘病毒(vaccinia virus)后,这类细胞是产生 I 型干扰素的主要细胞,并依赖于 TLR2 介导的信号转导,说明 TLR2 通过某种方式识别入侵的病毒诱导 I 型干扰素的表达,参与细胞抗病毒免疫反应,尽管目前 TLR2 识别的病毒成分及其机制还不清楚(Barbalat et al. , 2009）。此外,TLR2 在不同类型的细胞中识别不同的配体而激活不同的细胞因子的表达,其机制也需要进一步研究。

**（二）RLRs 结构与功能**

RLRs 属于含有 DExD/H 结构域的 RNA 解旋酶(RNA helicases)家族成员,是一类新发现的模式识别受体,包括 RIG-I(retinoic acid-inducible gene I)、MDA5(melanoma differentiation-associated gene-5)和 LGP2(laboratory of genetics and physiology 2),它们几乎在所有的组织与细胞中均有表达,可识别细胞内病毒感染与复制过程中产生的 RNA,是抗病毒天然免疫信号通路中重要的病毒受体(Yoneyama and Fujita, 2009）。

RIG-I 最初是在视黄酸(retinoic acid)处理白血病细胞系后分离得到的一个基因,根据其表达受视黄酸诱导的特性,故命名为视黄酸诱导基因 I(retinoic acid-induced gene I)。2004 年,Yoneyama 等人通过筛选 cDNA 表达文库中能够有效激活 ISRE 荧光素酶报告基因的克隆,发现 RIG-I 作为一种模式识别受体,能结合 dsRNA 并激活下游的信号级联反应,诱导 I 型干扰素表达(Yoneyama et al. , 2004）。RIG-I 由 925 个氨基酸残基组成,其 N 端有两个级联激活与招募结构域(caspase activation and recruitment domain, CARD),负责招募下游接头蛋白并与之相互作用、传递信号,是 RIG-I 的效应结构域;中间包括 RNA 解旋酶(RNA helicase)和 ATP 结合结构域(ATP-binding domain),为 RNA 解旋、RIG-I 构象变化以及寡聚化所必需;C 端则是

21

RNA 结合结构域(RNA-binding domain)和抑制结构域(repressor domain,RD),在病毒未感染的情况下,将 RIG-I 的 N 端和解旋酶结构域掩蔽起来,在遭到病毒感染后则识别病毒的 RNA,如短片段的 5′磷酸化的 dsRNA、5′pppssRNA 以及 5′三磷酸锅柄状 RNA(5′ppp panhandle RNA)(Schlee et al. , 2009)。

晶体学证据显示,在没有病毒刺激的情况下,RIG-I 的 CARD 结构域,ATPase 和 RNA 解旋酶结构域被其 C 端的抑制结构域掩蔽,RIG-I 处于非活化状态。病毒感染细胞后,RIG-I 的 C 端识别并结合病毒 RNA,构象发生变化,导致其 ATPase 结构域暴露出来,具有 ATPase 活性(Cui et al. , 2008;Takahasi et al. , 2008;Yoneyama and Fujita, 2008)。ATPase 结构域结合并水解 ATP,一方面使得 RIG-I 亲和病毒 RNA 的能力加强,另一方面使 RIG-I 的 CARD 结构域释放出来,导致 RIG-I 发生二聚化或寡聚化并招募下游的接头蛋白。研究表明尽管 RIG-I 具备 RNA 解旋酶活性,但其只能水解 3′端突出(>5nt)且磷酸化的 dsRNA,有趣的是这类 RNA 并不能激活 I 型干扰素的表达(Yoneyama and Fujita, 2009)。这说明 RIG-I 的激活依赖于 RNA-RIG-I 稳定的复合物的形成,而 RNA 的解旋破坏了这种结构,导致 RIG-I 无法持续激活。因此,RIG-I 的 RNA 解旋酶活性与其诱导 I 型干扰素表达的活性是独立的,但都依赖于 C 端的 RNA 结合结构域。此外,RIG-I 介导的信号传导受到其 CARD 结构域 K63-连接的泛素化修饰的调控。TRIM25 介导 RIG-I 第 172 位赖氨酸泛素化,为 RIG-I 的激活所必需。$TRIM25^{-/-}$ 小鼠在受到病毒感染后 I 型干扰素的产生能力明显下降(Gack et al. , 2008;Gack et al. , 2007)。也有研究表明,泛素连接酶 RNF135 参与了 RIG-I 的泛素化并且正调控 RIG-I 的活性(Gao et al. , 2009b;Oshiumi et al. , 2009)。RIG-I 对 RNA 的识别及结合与 TRIM25、RNF135 介导的 RIG-I 的泛素化之间的关系还有待进一步研究。

MDA5 最初是从欧瑞香脂(mezerein)诱导骨髓细胞系表达的基因中分离得到的,由 1025 个氨基酸残基组成,其 N 端也含有两个 CARD 结构域,是其效应结构域;中间是 RNA 解旋酶结构域,分别与 RIG-I 的 CARD 结构域和 RNA 解旋酶结构域有 23% 和 35% 的相似性;C 端含有 RNA 结合结构域但并不抑制病毒诱导的 I 型干扰素的表达(Yoneyama and Fujita, 2009)。MDA5 识别长片段的 dsRNA 和 polyI:C,但是对其如何识别 RNA 结构并活化还不是很清楚(Kato et al., 2008)。对 MDA5 C 端的晶体结构研究表明,MDA5 不结合 5′pppssRNA,结合 dsRNA 的能力较弱(Takahasi et al., 2009)。有意思的是,体外生化实验表明 RIG-I 对 polyI:C(无论是长片段还是短片段)的亲和性远远大于 MDA5,事实上 MDA5 介导了长片段 polyI:C 诱导的 I 型干扰素的表达(Yoneyama and Fujita, 2009),产生这种差异的具体机制目前尚不明了。

LGP2 由 678 个氨基酸残基组成,没有 CARD 结构域,由 N 端的 RNA 解旋酶结构域和 C 端的 RNA 结合结构域组成,与 RIG-I 和 MDA5 的 C 端分别有 43% 和 31% 的相似性(Yoneyama and Fujita, 2009)。过表达 LGP2 能抑制 RIG-I/MDA5 介导的信号转导(Yoneyama et al., 2005),但是对 LGP2 敲除小鼠的研究表明,LGP2$^{-/-}$小鼠对脑心肌炎病毒(encephalomyocarditis virus, EMCV)易感,而对水泡性口炎病毒(vesicle stomatitis virus, VSV)的抵抗力增强,这说明 LGP2 对 EMCV 和 VSV 的感染分别起着正调控和负调控的作用(Venkataraman et al., 2007)。有趣的是,MDA5 识别并介导了 EMCV 所诱发的信号转导,而 RIG-I 则识别并介导 VSV 诱发的信号转导,这说明 LGP2 至少以两种不同的方式分别调节 RIG-I 和 MDA5 的活性。最近 LGP2 C 端的晶体结构被解析出来,结果表明 dsRNA(可能也包括 5′pppssRNA)结合至 LGP2 的 C 端及 DExH 盒,竞争性抑制这类 RNA 与 RIG-I 的结合从而抑制 RIG-I 的激活。相反地,LGP2 与 MDA5 形成异源二聚体,促进 MDA5 结合 dsRNA,以增强 MDA5 介导的信号转导(Pippig et al., 2009; Takahasi et al., 2009)。然而,Akira 教授最近在 PNAS 发表的研究成果表明,LGP2 介导 RIG-I 和 MDA5 对病毒的识别,正调节多种病毒感染诱导的 I 型干扰素等细胞因子和炎症因子的表达(Satoh et al., 2010)。产生这些争议的原因目前尚不清楚,还有待进一步研究。

对 RIG-I 和 MDA5 基因敲除小鼠的研究表明,这两类 RLRs 各自识别不同类型的病毒并介导其引发的 I 型干扰素的表达,诱导细胞

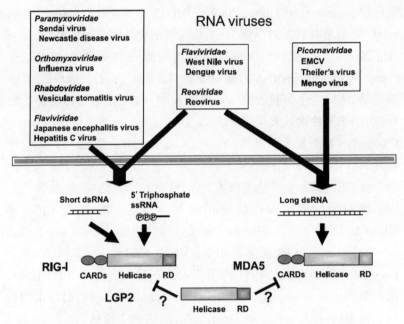

图 7　RIG-I 和 MDA5 对病毒的识别【引自（Takeuchi and Akira, 2009）】

抗病毒反应。2006 年, Kato 等发现与野生型相比, *RIG-I*$^{-/-}$ 基因敲除的小鼠胚胎成纤维细胞（*RIG-I*$^{-/-}$ MEFs）被新城疫病毒（newcastle disease virus, NDV）、仙台病毒（sendai virus, SeV）、VSV、IAV（influenza virus A virus）以及日本脑炎病毒（Japanese encephalitis virus）感染后产生的 IFN-β 和 IL-6 等炎症因子大大降低, 相反, *MDA5*$^{-/-}$ MEFs 被这些病毒感染后产生的 IFN-β 并未受到影响。*MDA5*$^{-/-}$ MEFs 被小 RNA 病毒属的病毒如 EMCV、脑脊髓炎病毒（Theiler's encephalomyelitis virus）、门戈病毒（Mengo virus）感染后几乎不产生干扰素, 而 *RIG-I*$^{-/-}$ MEF 被这些病毒感染后干扰素表达并未受到大的影响。相应地, *RIG-I*$^{-/-}$ 以及 *MDA5*$^{-/-}$ 小鼠分别对 VSV 和 EMCV 易感, 表明 RIG-I 和 MDA5 在抵抗不同的 RNA 病毒感染中分别发挥着非常重要的作用: 即 RIG-I 负责识别绝大多数单链 RNA 病毒, 包括正链和负链 RNA 病毒, 而 MDA5 主要负责识别微核糖核酸病毒家族的某些成员,例如 EMCV、小鼠诺如病毒(murine norovirus)、冠状病毒科的小鼠肝炎病毒(murine hapititis virus)。对于黄病毒科(flaviridae)成员的识别则依赖于病毒本身,如 RIG-I 特异性识别 JEV 和 HCV,而 RIG-I 和 MDA5 共同识别 WNV 和登革热病毒(Dengue virus)(Kato et al., 2006)。到目前为止,LGP2 对 RNA 病毒的识别机制还不是很清楚。2008 年,Akira 教授领导的研究小组发现 RIG-I 识别相对短的 polyI:C(<1 kb),而 MDA5 则识别相对长的 polyI:C(>1 kb)。相应地,RLRs 对呼肠孤病毒科(reoviridae)病毒的识别依赖于其基因组 dsRNA 片段的长度。RIG-I 识别呼肠孤病毒科病毒的短片段的 dsRNA基因组,而长片段的 dsRNA 基因组则由 MDA5 识别(Kato et al., 2008)。进一步的研究表明 RIG-I 和 MDA5 对不同病毒的识别依赖于它们对不同结构的 RNA 的识别(Hornung et al., 2006; Pichlmair et al., 2006)。RIG-I 识别并结合 5′pppssRNA、相对短的且5′端带有磷酸基团的 dsRNA(<25nt)、体外转录的 RNA(in vitro transcribed RNA)以及最近发现的 5′三磷酸具有锅柄状结构的 RNA 等,这些 RNA 结构与宿主细胞的 RNA 结构不同,后者的 mRNA 5′端有 m7Gppp 的帽子结构,而 rRNA 和 tRNA 的 5′端为单磷酸修饰或者经过稀有碱基修饰(Schlee et al., 2009)。此外,RIG-I 还能够识别 HCV 基因组中 3′端非翻译区的多聚尿嘧啶(polyU)结构(Saito et al., 2008)。微小核糖核酸病毒科(piconaviridae)的病毒表达 VPg 蛋白,VPg 结合到其 RNA 的 5′端,掩蔽了其 5′端的磷酸基团,因此逃避了 RIG-I 对其进行识别,而 MDA5 则能识别这类 RNA,从而与 RIG-I 功能上互补,使宿主细胞对所有入侵的病毒都能识别,这也说明 MDA5 对病毒 RNA 的识别可能不依赖于其 5′端的修饰,其识别的 RNA 的具体结构与激活机制目前还不清楚。对 LGP2 的 C 端的晶体结构解析结果表明,LGP2 识别 dsRNA,其 5′端的三磷酸修饰并非 LGP2 识别所必需,表明 LGP2 识别 RNA 的机制可能与 MDA5 类似。还有研究表明病毒 RNA 通过一种核酸内切酶 RNase L 剪切而被 RLRs 所识别。RNase L 缺陷的细胞和小鼠在受到病毒刺激后干扰素表达水平明显降低。进一步研究发现,病毒在感染复制的过程中会产生 2′,5′连接的寡聚腺苷酸(2′,5′-linked oligoadenylate, 2-5A),

2-5A 能激活 RNase L,从而剪切病毒或宿主自身的 RNA（Malathi et al. , 2007）。RLRs 通过识别这些剪切产物而激活,诱导一系列的信号级联反应促使 I 型干扰素的表达。

*RIG-I*⁻ 小鼠胚胎致死,或出生后立刻死亡（Kato et al. , 2005）;但是也有实验室用了不同的敲除方法得到了存活的 *RIG-I*⁻ 小鼠,这种小鼠表现出类似结肠炎的表型（Wang et al. , 2007）,这些实验暗示 RIG-I 在机体发育以及某些疾病的发生过程中起着非常重要的作用。此外,也有实验表明 MDA5 与 I 型糖尿病的基因座密切相关,暗示着 MDA5 可能参与了自体免疫（autoimmune）性疾病的调节（Smyth et al. , 2006）。

表3 **RLRs 对病毒的识别**

| PRRs | Pathogens or RNAs | References |
|---|---|---|
| RIG-I | PolyI:C | （Yoneyama et al. , 2004） |
| | short dsRNA, Reovirus（short fragment of genomic ds RNA）, PolyI:C（<1kb） | （Kato et al. , 2008） |
| | 5′pppssRNA | （Hornung et al. , 2006; Pichlmair et al. , 2006） |
| | 5′triphosphate RNA with a panhandle structure at 5′ end | （Schlee et al. , 2009） |
| | In vitro transcribed RNA | （Kato et al. , 2006; Yoneyama and Fujita, 2009） |
| | Influenza A virus | （Kato et al. , 2006; Yoneyama and Fujita, 2009） |
| | Vesicular stomatitis virus | （Kato et al. , 2006; Yoneyama and Fujita, 2009） |
| | Newcastle disease virus | （Kato et al. , 2006; Yoneyama and Fujita, 2009） |
| | Sendai virus | （Kato et al. , 2006; Yoneyama and Fujita, 2009） |
| | Japanese encephalitis virus | （Kato et al. , 2006; Yoneyama and Fujita, 2009） |
| | Hepatitis C virus | （Saito et al. , 2008; Yoneyama and Fujita, 2009） |
| | Respiratory syncytial virus | （Kato et al. , 2006; Yoneyama and Fujita, 2009） |
| | Dengue virus | （Kato et al. , 2006; Yoneyama and Fujita, 2009） |
| | West Nile virus | （Kato et al. , 2006; Yoneyama and Fujita, 2009） |

26

| PRRs | Pathogens or RNAs | References |
|---|---|---|
| MDA5 | Long dsRNA, polyI:C (~2 kb) | (Kato et al., 2008) |
| | Reovirus (long fragment of genomic dsRNA) | |
| | Encephalomyocarditis virus | (Kato et al., 2006; Yoneyama and Fujita, 2009) |
| | Theiler's encephalomyelitis virus | (Kato et al., 2006; Yoneyama and Fujita, 2009) |
| | Mengo virus | (Kato et al., 2006; Yoneyama and Fujita, 2009) |
| | Dengue virus | (Kato et al., 2006; Yoneyama and Fujita, 2009) |
| | West Nile virus | (Kato et al., 2006; Yoneyama and Fujita, 2009) |
| LGP2 | EMCV, Mengo virus, VSV, SeV, JEV, Reo virus | (Satoh et al., 2010) |

## (三)NLRs 结构与功能

NLRs 是一类在进化上高度保守、在胞浆中识别入侵病原微生物并产生炎症细胞因子的一类模式识别受体。其 C 端含有 20～30 个 LRR 结构域,负责识别并结合相应的 PAMPs;中间是核苷结合以及寡聚化结构域(nucleotide binding and oligomerization domain,NOD),又叫做 NACHT(domain conserved in NAIP, CIITA, HET-E and TP1)结构域,具有 ATPase、介导 NLRs 形成多聚体等功能;N 端是效应结构域,负责与下游接头蛋白相互作用,传递信号(Franchi et al., 2009)。人的基因组编码 22 种 NLRs 家族成员,根据其 N 端结构不同分为 3 个亚家族:NALPs,N 端是 PYD(pyrin domain)结构域,有 14 个家族成员,分别命名为 NALP1～NALP14,其中,NALP1 的 C 端除了 LRR 以外还有一个 CARD 和一个 FIIND(function to find)结构域;NODs,N 端含有 1～2 个 CARD 结构域,有 6 个家族成员,分别命名为 NOD1～NOD5 和 CIITA,其中,NOD5 又叫 NLRX1,其 N 端没有保守结构,CIITA 有多种剪切形式,其 N 端含有 AD(acid transactivation domain)结构域和 CARD 结构域;NAIP(neuronal apoptosis inhibitor protein)和 IPAF(ICS-protease-activating factor),N 端分别含有 BIR(baculovirus inhibitor of apoptosis protein repeat)和 CARD 结构域。NLRs 的 N 端的保守结构域与下游蛋白中具有的类似结构域相互作

用,比如 CARD 与 CARD、PYD 与 PYD 相互作用,形成一个信号体
(signalosome)或炎症体(inflammasome)。另外,按照人类基因组基
因命名委员会(Human Genome Organization Gene Nomenclature Com-
mittee)的命名规则, NLRs 分为 5 类:NLRA(CIITA);NLRB(NAIP);
NLRC,包括 NOD1、NOD2、NOD3(NLRC3)、NOD4(NLRC5)和 IPAF
(NLRC4);NLRP(NALP1 ~ NALP14)以及 NLRX(NOD5/NLRX1)
(Franchi et al., 2009;Martinon et al., 2009)。

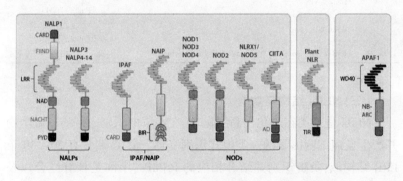

图 8　NLRs 结构示意图【引自(Martinon et al., 2009)】

　　到目前为止,仅有少数几种 NLRs 的表达、识别的 PAMPs 及其激
活机制研究得比较清楚。比如,IPAF 和 NAIP 在大脑组织以及富含
巨噬细胞的组织中表达量较高;IPAF 识别军团杆菌属(*Legionella*)、
沙门氏菌属(*Salmonella*)、李斯特菌属(*Listeria*)以及假单胞菌属
(*Pseudomonas*)的鞭毛蛋白(Amer et al., 2006;Fahimi et al., 2008;
Franchi et al., 2006;Franchi et al., 2007;Miao et al., 2008),而
NAIP 则识别军团杆菌属鞭毛蛋白的 C 端(Lightfield et al., 2008);
IPAF 通过其 N 端的 CARD 结构与 caspase1 的 CARD 相互作用并传
递信号,而 NAIP 激活信号转导的机制还不清楚(Franchi et al.,
2009)。NOD1 和 NOD2 是最早鉴定的 NLRs 家族的两个成员,NOD1
在大多数细胞、器官与组织中都有表达;NOD2 被报道在巨噬细胞、
树突状细胞、潘氏细胞(Paneth cell)、角质细胞(keratinocytes)以及肠
道和肺部的上皮细胞中表达(Franchi et al., 2009;Hisamatsu et al.,

28

2003；Martinon et al. , 2009；Uehara et al. , 2007；Uehara et al. ,
2005）。NOD1 和 NOD2 识别细菌的细胞壁组分肽聚糖（peptidogly-
can,PGN），包括 meso-DAP（meso-diaminopimelic acid）和 MDP（mu-
ramyl dipeptide）结构,其中前者是大多数革兰氏阴性菌和少数革兰
氏阳性菌 PGN 的组成结构,后者则是在革兰氏阴性菌和阳性菌 PGN
中共有的结构（Chamaillard et al. , 2003；Girardin et al. , 2003；Mc-
Donald et al. , 2005）。对 $NOD1^{-/-}$ 和 $NOD2^{-/-}$ 小鼠的研究表明,NOD1
识别并介导 meso-DAP 结构引发的信号转导,NOD2 则识别 MDP 结
构。但是到目前为止,仍缺少 NOD1 和 NOD2 与其相应配体直接相
互作用的证据,可能 NOD1/2 并非直接与 PGN 相应的成分相互作
用。体外实验表明,NLRP1 也识别 MDP,但是也没有检测到 NLRP1
与 MDP 直接的相互作用。小鼠基因组有三个基因串联在一起,编码
NLRP1,分别命名为 $NLRP1a-c$,其中,NLRP1b 在巨噬细胞中介导 LT
（lethal toxin）引发的信号转导（Boyden and Dietrich, 2006）。研究表
明,NLRP3 能识别一系列的 PAMPs,包括 LPS、MDP、病毒 RNA（RLRs
的配体）、polyI∶C（TLR3 的配体）以及 R837 和 R848（TLR7/8 的配
体）,但是尚未有报道检测到 NLRP3 与这些 PAMPs 直接的相互作用
（Kanneganti et al. , 2006；Sutterwala et al. , 2006）。NLRP3 识别 IAV
的 RNA,并介导 IAV 感染引起的炎症因子的产生（Allen et al. ,
2009；Thomas et al. , 2009）。除上述病原微生物的各种 PAMPs 外,
胞外高浓度的 ATP、胞浆 $K^+$ 外流、破膜分子（membrane-damaging
molecule）、打孔毒素（pore-forming toxin）、尿酸（uric acid）、硅胶（sili-
ca）、石棉（asbestos）以及氢氧化铝（aluminum hydroxide）等也能诱导
NLRP3 激活形成炎症体（Franchi et al. , 2009）。也有研究表明,NL-
RP3 的激活同时需要上述两类信号的刺激,形成炎症体,使 pro-IL1β
剪切成有活性的 IL-1β 并分泌到细胞外,诱导炎症反应的发生（Pic-
cini et al. , 2008）。

　　尽管缺乏晶体学上的证据,科学家们推测 NLRs 的激活机制与
RLRs 类似。即在静息状态下,NLRs C 端的 LRR 结构域将中间和 N
端的结构域掩蔽起来,结合相应的 PAMPs 配体后,构象发生变化,中间
ATPase 结构域暴露出来结合并水解 ATP,同时介导 NLRs 间发生多聚

化,招募下游接头蛋白与效应蛋白,形成信号体或炎症体。

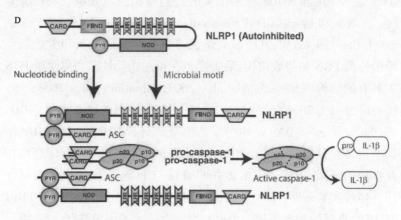

图 9　NLRs 激活模式【引自(Franchi et al.,2009)】

**(四)dsDNA 受体与功能**

　　除了识别 RNA 病毒的受体外,科学家也在寻找除了 TLR9/2 以外的识别 DNA 病毒的受体。dsDNA 是 DNA 病毒在感染复制过程中产生的一类重要的 PAMP,因此识别 dsDNA 的受体一直受到研究者的关注。2007 年,Taniguchi 教授鉴定了一个识别 dsDNA 的蛋白将其命名为 DAI,研究表明 DAI 能识别各种来源的 dsDNA 并诱导 I 型干扰素表达,识别并介导 HSV-1 感染诱导 I 型干扰素的表达(Takaoka et al.,2007)。然而,随后对 DAI$^{-/-}$小鼠的研究表明,DAI 在小鼠抵抗 DNA 病毒感染过程中并非必需。DAI$^{-/-}$ MEFs 细胞受到 HSV-1 等病毒感染后产生的 I 型干扰素等细胞因子与野生型 MEFs 相当,表明 DAI 的作用仅仅局限于少数几种细胞或细胞系中如 L929 细胞(Choi et al.,2009;Ishii et al.,2008)。随后,两篇文章同时报道了 RNA 聚合酶 III(RNA Pol-III)能识别富含 dA-dT 结构的 dsDNA,将 polydA:dT 转录成 5′ppp dsRNA,这类 RNA 随后被 RLRs 识别并诱导 I 型干扰素的表达(Ablasser et al.,2009;Chiu et al.,2009a)。下调 RNA Pol-III 的表达或用药物抑制其活性,使得细胞对 HSV-1、腺病毒以及军团杆菌的感染变得敏感。有趣的是,在原代细胞或传代次数较少(low-passaged cells)的 MEF 细胞(即未发生转化,untransformed cells)中,阻断 RNA Pol-III 的信号通路并不影响 polydA:dT 以及 DNA 病毒感染引起的 I 型干扰素的表达,表明细胞内还存在着至少一种新的受体,介导了 DNA 病毒感染引发的信号转导(Chiu et al.,2009a)。

DNA 病毒感染或 dsDNA 刺激也能引起炎症体的激活,产生 IL-1β。2009 年初,四个独立的研究小组同时报道了 AIM2 作为一种 PRR 识别 dsDNA,介导 dsDNA 和 DNA 病毒引发的炎症体的激活 (Burckstummer et al.,2009;Fernandes-Alnemri et al.,2009;Hornung et al.,2009;Roberts et al.,2009)。AIM2 属于 HIN-200 家族成员,人的基因组编码 4 个 HIN-200 家族成员(IFI16、MNDA、IFIX 和 AIM2)。在人源的 4 个成员中,除 AIM2 定位于胞浆外,另外三个蛋白都定位在细胞核。AIM2 的 C 端含有一个 HIN(hematopoetic interferon-inducible nuclear protein domain)结构域,可以结合长度大于 100 bp 的 dsDNA;N 端含有一个 PYD 结构域,负责招募下游接头蛋白和效应蛋白并形成炎症体,激活 pro-IL-1β 的剪切。但是,AIM2 不介导 dsDNA 或 DNA 病毒诱导的 I 型干扰素的表达,暗示在原代细胞中还存在另外的受体介导 DNA 病毒诱导 I 型干扰素的表达。

## 二、PRRs 协同作用介导细胞抗病毒反应

各种 PRRs 有着不同的细胞和组织分布,如 RLRs 在绝大多数有核细胞(nucleated cells)中低水平表达,病毒感染或干扰素刺激后 RLRs 表达量急剧升高;TLR3 在肠道上皮细胞、大脑神经胶质细胞以及 cDCs 中表达,TLR7/8 在 DCs、B 细胞、单核细胞、NK 细胞以及 T 细胞中有表达;TLR9 主要在 B 细胞和 DC 中表达。同一种类型的细胞可以同时表达不同的若干类 PRRs,如小肠上皮细胞表达 TLRs 家族成员 TLR4/5 和 NLRs 家族成员 NOD1/2,肺部组织表达 TLR3、RLRs 和 NLR 家族成员 NLRP3,巨噬细胞中上述四类 PRRs 都有表达(Kawai and Akira,2009)。此外,PRRs 的亚细胞定位对 PAMPs 的识别、激活信号转导也起着很重要的作用。例如将 TLR9 的跨膜区用 TLR4 的跨膜区替代后,尽管能识别 CpG DNA,但是不能激活信号转导。

31

通过 PRRs 的这种表达模式,同一类宿主细胞能识别入侵病原微生物不同的 PAMPs,一方面最大限度地防止病原微生物逃逸宿主的识别,另一方面激活不同的信号转导,协同参与抵御病原微生物在细胞内的感染与复制。DNA 病毒如痘病毒、腺病毒和 HSV-1 感染巨噬细胞或单核细胞后,RNA Pol-III-RLRs 识别其 DNA 并介导 I 型干扰素的表达,AIM2 识别其 DNA 并介导 IL-1β 的产生,TLR2/TLR6 识别其蛋白组分,介导 I 型干扰素等细胞因子和趋化因子的表达。同时 NLRP3 也识别入侵的病毒,激活 pro-IL-1β 剪切成有活性的 IL-1β 并分泌到细胞外,产生炎症反应。PRRs 介导的信号通路之间会发生信号交谈(crosstalk),如 RNAi 降低 AIM2 的表达会增强 dsDNA 诱导的 IFN-β 的表达(Fernandes-Alnemri et al., 2009);MDA5 识别微核糖核酸病毒如 EMCV,激活 NF-κB 并诱导 pro-IL-1β 和 NLRP3 的表达,NLRP3 识别 EMCV 形成炎症体,介导 pro-IL-1β 剪切成为有活性的 IL-1β,产生炎症反应(Kato et al., 2006)(图10)。

研究表明,受到 LPS 刺激细胞后,细胞对再次 TLR 配体的刺激变得不敏感,这一现象叫做 TLRs 耐受(TLRs tolerance),如肠道大量的大肠杆菌并不激活 TLRs 信号转导。这种效应一方面防止细胞由于 TLRs 信号通路过度激活造成的伤害,另一方面却使得细胞对病原微生物感染不敏感。定位于胞浆或胞内体的 PRRs 有效地弥补了这一不利影响,激活另外的信号通路,抑制病原微生物的复制,如 NOD1/2 和 IPAF 等分别识别病原微生物的 PGN 结构和鞭毛蛋白等。

PRRs 在不同组织和细胞中的表达模式也暗示着不同的细胞倾向于依赖不同的 PRRs 介导信号转导,从而在病毒感染的过程中扮演不同的角色,引发相应的抗病毒免疫应答反应。对 RLRs 和 TLRs 敲除细胞的研究表明,*RIG-I*[-/-] MEF 和 *RIG-I*[-/-] cDCs 受到病毒感染后并不产生 I 型干扰素,而 *RIG-I*[-/-] pDCs 受病毒感染后产生的 I 型干扰素与野生型 pDCs 相当。相反,*TLR3*[-/-] pDCs 受病毒感染后不产生 I 型干扰素,说明不同细胞识别病毒可能依赖于不同的模式识别受体,即或依赖于 RLRs 或依赖于 TLRs(Kato et al., 2005)。那么在病毒入侵机制中这些细胞究竟扮演什么角色呢? Akira 领导的小组培育

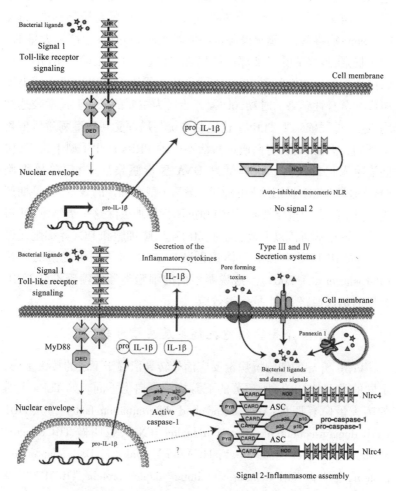

图 10　　　　TLRs 信号通路与 NLRs 信号通路的"交谈"模式图
【引自（Franchi et al. , 2009）】

了一种 knock-in 转基因小鼠,这种小鼠带有 IFN-α6 启动子驱动的
GFP 报告基因。小鼠在受到病毒刺激后产生 I 型干扰素的细胞都会
表达 GFP 蛋白,通过流式细胞仪分析就能知道上述细胞对干扰素表
达的贡献（Kumagai et al. , 2007）。实验表明,小鼠在全身性感染
（systemic infection）病毒后,巨噬细胞、cDCs 和 pDCs 都能检测到表

达 GFP,但是 pDCs 表达 GFP 的量会更高一些,即在全身性感染的情况下,pDCs 是产生 I 型干扰素的主要细胞。小鼠在局部感染(local infection)病毒后,位于感染部位的巨噬细胞和 cDCs 会产生大量的 I 型干扰素,最终清除感染部位的病毒,且这一过程依赖于 RLRs。在感染部位的巨噬细胞和 cDCs 表达干扰素受阻或病毒由局部感染发展成为全身性感染的时候,pDCs 开始成为主要的 I 型干扰素表达细胞,这一过程依赖于 TLRs。这说明系统与局部受到病毒刺激后依赖于不同类型的细胞,它们通过激活不同的 PRRs 产生 I 型干扰素,协同清除入侵的病毒。机体受到 DNA 病毒感染后,炎症单核细胞(IM)通过 TLR2 识别感染的病毒,激活 I 型干扰素的表达,是早期产生 I 型干扰素的重要细胞,用中和抗体特异地去除这一类细胞,使得小鼠血液中病毒滴度升高;同时,MEFs、巨噬细胞和 DCs 等细胞通过 RNA Pol-III 以及未知的受体识别 dsDNA,介导 I 型干扰素的表达(Barbalat et al. , 2009)。这说明不同的细胞类型依赖于不同 PRRs 介导的信号通路,产生抗病毒效应。

## 三、PRRs 介导的细胞抗病毒反应信号转导

PRRs 介导的细胞抗病毒反应信号转导依赖于下游的接头蛋白,不同的类型的 PRRs 所招募的下游接头蛋白也不同。如 TLRs 下游的接头蛋白有四种:MyD88(myeloid differentiation factor-88)、TRIF(TIR domain-containing adaptor inducing IFN-β,也叫做 TIR domain-containing adaptor Molecule 1, TICAM-1)、Mal(MyD88 adaptor-like protein,也叫做 TIR domain-containing adaptor protein, TIRAP)以及 TRAM(TRIF-related adaptor molecules,也叫做 TIR domain-containing adaptor molucule 2, TICAM-2),其中 Mal 和 TRAM 仅在 TLR4 诱导的信号转导通路中起作用,分别在 MyD88 和 TRIF 上游介导 NF-κB 和 IRF3 的激活;RLRs 下游的接头蛋白仅有一种,即 VISA(virus-induced signaling adaptor),也称为 MAVS(mitochondrial antiviral signaling)、IPS-1(interferon-β promoter stimulator 1)或 Cardif(CARD adaptor inducing IFN-β);NLRs 的接头蛋白有两种,RIP2(receptor-interacting protein 2,也叫做 RIP-like interacting CLARP kinase, RICK)和

ASC（apoptosis-associated speck-like protein containing a C-terminal CARD），其中 NOD1/2 介导的信号转导依赖于 RIP2，主要介导细菌感染诱发的信号转导，而非细胞抗病毒信号转导，在这里不作讨论，其它的 NLRs 则依赖 ASC，在病毒感染引起的炎症反应过程中扮演重要角色；dsDNA 受体的接头蛋白至少有三种：VISA、ASC 和至少一种未知的蛋白，下面将对这几类接头蛋白介导的信号转导进行详细介绍（Kawai and Akira，2009）。

### （一）　MyD88 介导的细胞抗病毒反应信号转导

1990 年，MyD88 最初被发现是在 IL-6 刺激 M1D$^+$ 髓系前体细胞分化为巨噬细胞的过程中被诱导表达的一个基因，但是其在信号转导中的功能直到 1997 年才逐渐揭晓。MyD88 参与了 IL-1R 介导的信号转导，后来发现其在 TLRs 介导的信号转导通路中也有作用，现在已经知道，除了 TLR3 外，其他 TLRs 介导的信号通路都通过 MyD88 转导信号。MyD88 由 296 个氨基酸残基组成，N 端是死亡结构域（death domain，DD），介导与下游白细胞介素受体相关激酶（interleukin receptor associated kinase，IRAK）相互作用；C 端是 TIR 结构域，介导与 TLRs 的 TIR 结构域相互作用。因此，MyD88 通过 C 端的 TIR 结构域和 N 端的 DD 结构域将上游的受体和下游的蛋白激酶联系起来，从而传递信号（Akira and Takeda，2004）。对 *MyD88*$^{-/-}$ 小鼠的研究发现，在二酰基脂蛋白（Pam$_2$CSK$_4$）和三酰基脂蛋白（Pam$_3$ CSK$_4$）的刺激下，NF-κB 的激活完全丧失，炎症因子包括 TNF 和 IL-6 的产生遭到破坏，此外，在 *MyD88*$^{-/-}$ IM 细胞中，痘病毒感染对 IFN-β 的激活也完全丧失；LPS 刺激引起的 NF-κB 的激活并未丧失，而是时间上有所推迟，炎症因子的表达受到抑制，LPS 诱导的 IRF3 的激活则不受影响；polyI:C 刺激诱导的 IRF3 和 NF-κB 的激活、I 型干扰素的等细胞因子的表达与野生型没有显著性差异（Covert et al.，2005；Werner et al.，2005）。这说明 TLR3 介导的信号转导并不依赖 MyD88，TLR4 介导的信号通路则部分依赖于 MyD88，TLRs 家族的其它成员则依赖于 MyD88 介导传递信号。

MyD88 的下游蛋白包括一系列的关键蛋白家族或蛋白复合物、IRAKs 以及 TAK1（transforming growth factor-β-activated kinase）/TAB

(TAK1 binding protein)1/2 复合物。IRAK 家族包括 IRAK1、IRAK2、IRAK4 以及 IRAK-M,N 端含有一个 DD 结构域,介导与 MyD88 之间的相互作用,C 端含有一个丝氨酸/苏氨酸激酶结构域。其中,IRAK4 首先被 MyD88 招募到 TLRs 下游形成 TLR-MyD88-IRAK4 复合物,IRAK4 进一步招募 IRAK1/2 和 TRAF6(tumor necrosis factor (TNF) receptor-associated factor 6),并介导 IRAK1/2 的磷酸化和 TRAF6 的泛素化。然后,IRAK1/2 和 TRAF6 从膜结合的复合物转移到胞浆中。IKKα、TRAF3 和骨桥蛋白(osteopontin)作为桥梁蛋白(scaffolding protein)与 IRAK1/2-TRAF6 复合物以及 IRF7 相互作用,促进 IRAK1/2 对 IRF7 的磷酸化;同时,TAK1、TAB1 和 TAB2 形成一个复合物也可与 IRAK1/2-TRAF6 复合物相互作用,IRAK1 磷酸化 TAK1,TAK1 复合物与 IKK 复合物相互作用,磷酸化 IKKβ,IKKβ 磷酸化 IκB 并诱导 IκB 泛素化降解并释放出 NF-κB,激活炎症因子如 TNF、IL-6 的表达。此外,TAK1 也能通过激活 MAPKs(mitogen activated protein kinase),如 JNK(c-Jun N-terminal kinase)进一步激活 AP-1(Akira and Takeda,2004)。

尽管 MyD88 能介导上述各种信号通路,但不同 TLRs 配体刺激并非同时激活这些信号通路。例如 TLR9 结合 CpG-DNA 或 TLR7/8 结合 ssRNA 后招募 MyD88,激活 IRF7,从而激活 I 型干扰素和炎症因子的表达(Diebold et al.,2004;Heil et al.,2004;Hemmi et al.,2000);TLR5 结合鞭毛蛋白,通过 MyD88 激活 NF-κB 和 AP-1,主要诱导炎症因子的表达。而 TLR2 结合 $Pam_2CSK_4$ 或 $Pam_3CSK_4$ 招募 MyD88,激活 NF-κB 以及炎症因子如 TNF 和 IL-6 的表达(Alexopoulou et al.,2002;Kang et al.,2009);在 IM 细胞中,TLR2 识别痘病毒激激活 I 型干扰素的表达(Barbalat et al.,2009),表明即使同一 TLR 识别不同 PAMPs,也可能激活不同的信号通路。到目前为止,产生这些信号转导的差异的具体机制还不清楚。

## (二) TRIF 介导的细胞抗病毒信号转导

$MyD88^{-/-}$ MEF 细胞在 polyI:C 刺激下,NF-κB 和 IRF3 激活并未受到影响,说明 TLR3 介导的信号转导依赖于其它的接头蛋白。与野生型巨噬细胞相比,$MyD88^{-/-}$ 巨噬细胞在 LPS 刺激下,NF-κB 和

MAPK 的激活推迟了,IRF3 的激活不受影响,说明 TLR4 介导的信号转导也依赖于非 MyD88 的接头蛋白,介导 IRF3 和晚期的 NF-κB 的激活。考虑到 TIR 结构域在介导信号转导过程中的重要性,研究人员推测 TLR3/4 信号通路中的接头蛋白含有 TIR 结构域。通过搜索数据库中含有 TIR 结构域的蛋白,科学家发现了 TRIF,其中央有一段 TIR 结构域,介导与 TLR3 相互作用。同时,以 TLR3 为诱饵蛋白的酵母双杂交实验也发现了 TRIF,作为接头蛋白介导 TLR3 引发的信号转导(Oshiumi et al. , 2003;Yamamoto et al. , 2002)。$TRIF^{-/-}$ MEF 细胞,在 polyI:C 和 LPS 的刺激下,IRF3 的激活受到影响,IFN-β 的表达也下降(Yamamoto et al. , 2003)。在 $TRIF^{-/-}MyD88^{-/-}$ MEF 和巨噬细胞中,所有 TLRs 介导的 NF-κB 和 IRF3 的激活都被阻断,I型干扰素和炎症因子的表达也被抑制,说明 TRIF 和 MyD88 是 TLRs 下游两个非常重要的接头蛋白。

进一步的功能研究表明,TRIF 的 N 端含有三个 TRAF6 相互作用位点,负责招募 TRAF6,任何一个位点突变都会导致 TRIF 结合 TRAF6 的活性丧失,C 端是 RHIM(receptor-interacting protein homotypic interaction motif)结构域,介导与 RIP1 的相互作用,并与 TIR 结构域一起介导 TRIF 的多聚化,突变 RHIM 结构域中保守的氨基酸残基导致 TRIF 结合 RIP1 的活性丧失。RIP1 和 TRAF6 共同介导激活 NF-κB 和 MAPK 的信号转导,对 $TRAF6^{-/-}$ 小鼠和 $RIP1^{-/-}$ 小鼠的研究表明,polyI:C 刺激诱导的 NF-κB 和 MAPK 的激活都受到抑制(Jiang et al. , 2004;Meylan et al. , 2004)。进一步研究发现,TRAF6 和 RIP1 可能在不同的细胞类型中协同作用或互相补充,共同调节 NF-κB 的激活。比如在 MEF 细胞中,缺失 TRAF6 或 RIP1 都抑制了 polyI:C 诱导的 NF-κB 的激活,而在巨噬细胞中单独缺失 TRAF6 或 RIP1 仅仅部分抑制 NF-κB 的激活,表明在 MEF 细胞中 TRIF-TRAF6 和 TRIF-RIP1 介导 polyI:C 对 NF-κB 的激活都是必需的,而在巨噬细胞中可能两条信号通路互相补充介导 NF-κB 的激活,这一假设依赖于对 $TRAF6^{-/-}RIP1^{-/-}$ 小鼠的研究。IRAKs 家族蛋白对 MyD88 介导的信号转导过程很重要,但是 IRAK4/1 不参与 TRIF-TRAF6 的相互作用,也不参与 TLR3-TRIF 介导的信号转导。IRAK2 的作用则存在争议,有报道显示 IRAK2 促进 TRIF-TRAF6 相互作用并促进 TRAF6 的泛素化,但同时也有研究表明 *IRAK2*[-/-] MEF 细胞中,TLR3 信号通路并未有明显抑制(Gottipati et al. , 2008;Keating et al. , 2007;Uematsu et al. , 2005)。TRAF6 作为一个 E3 泛素连接酶,催化一个泛素分子 C 端的羧基与另一个泛素分子第 63 位赖氨酸的氨基发生脱水反应,形成 K63-连接的多聚泛素链,多聚泛素链作为一种第二信使招募 TAK1/TAB1/2 复合物,使 TAK1 相互磷酸化激活。磷酸化的 TAK1 激活 MAPK 级联反应,激活 p38 和 JNK 等激酶,最终导致 AP-1 的激活。另外,TAK1 也激活 IKK 复合物,从而激活 NF-κB。TRIF 通过 RHIM 结构域与 RIP1 的相互作用,通过 RIP1 的 DD 结构域招募 TRADD(tumor nerosis factor receptor 1(TNFR1)-associated death domain protein),催化 RIP1 发生 K63-连接的泛素化。研究表明 *TRADD*[-/-] MEF 细胞在 polyI:C 刺激下,RIP1 与 TRIF 相互作用不受影响,但是 RIP1 的泛素化受到抑制,NF-κB 的激活和炎症因子的表达也被抑制,而 IRF3 的激活则不受影响。*TRADD*[-/-] 小鼠受到 polyI:C 刺激后血清中的 TNF 水平大大降低(Ermolaeva et al. , 2008;Pobezinskaya et al. , 2008)。RIP1 也招募 TAK1/TAB1/2 复合物,激活 IKK 复合物。

　　TRIF 的 N 端也介导与 TBK1 相互作用,激活 IRF3/7,这一过程需要多种其它蛋白的参与,如 NAP1(NF-κB activating kinase(NAK)-associated protein 1)、TRAF3 以及 SINTBD(similar to NAP1 TBK1 adaptor)(Chau et al. , 2008;Han et al. , 2004;Ryzhakov and Randow, 2007;Sasai et al. , 2005;Sasai et al. , 2006)。研究者发现在 *TRAF3*[-/-] 细胞中,polyI:C 诱导产生的 I 型干扰素表达大大降低。TRAF3 能与 TRIF 和 TBK1 相互作用,并能促进 TBK1 激活 I 型干扰素的表达。说明 TRAF3 通过将 TBK1 招募到 TRIF,在 TLR3 介导的信号转导中起着重要的作用(Oganesyan et al. , 2006;Saha et al. , 2006)。随后三个研究小组分别报道了与 TBK1 相互作用的蛋白 TANK,NAP1 和 SINTBAD 也参与了 TLR3 介导的 IRF 的激活,但这些蛋白之间的上下游关系并不清楚。可能这些蛋白形成一个复合物一起调节 TBK1 与 TRAF3 和 TRIF 的相互作用,促进 TBK1 对 IRF3 的激活。通过酵母双杂交实验,

研究人员发现 TRIF 可以与 IKKβ 相互作用,促进 IKKβ 对 IRF3 的磷酸化(Han et al. , 2004)。

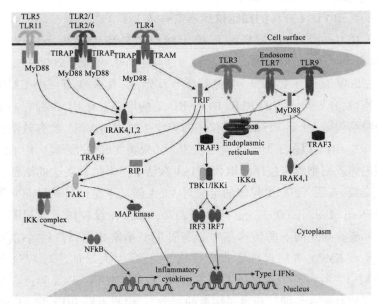

图 11　MyD88 与 TRIF 介导的信号通路【引自(Kumar et al. , 2009b)】

　　同时研究人员也发现在 293 细胞中过表达 TRIF 能有效地诱导细胞凋亡,表明 TRIF 可能介导了 polyI:C 或 LPS 引发的细胞凋亡。通过酵母双杂交实验,Han 等人发现 TRIF 能与 FADD(Fas-associated death domain protein)相互作用,FADD 是 Fas 系统的一个信号连接蛋白,含有一个 DD 结构域和一个 DED 结构域(death effecter domain),其中 DD 结构域负责与含有 DD 结构域的蛋白相互作用,而 DED 结构域负责与半胱氨酸蛋白酶 caspase 家族成员的相互作用,将死亡信号传递到下游,在 TNF 诱导的细胞凋亡过程中发挥着重要作用。进一步的研究发现,TRIF 与 RIP1 相互作用,通过 RIP1 的 DD 结构域与 FADD 的 DD 结构域相互作用,而 FADD 的 DED 结构域与 caspase 8 或/和 caspase 10 相互作用,激活 caspase 8,从而诱导细胞凋亡(Han et al. , 2004)。有趣的是,TRIF 诱导细胞凋亡的信号转导与

TRIF 介导的 NF-κB 和 IRF3 激活的信号通路互不干涉,TRIF 如何调控凋亡信号、NF-κB 和 IRF3 的激活信号三者之间的平衡目前还不清楚,需要进一步实验来解答。

### (三) VISA 介导的细胞抗病毒信号转导

RLRs 介导的信号转导依赖于线粒体外膜的接头蛋白 VISA (Kawai et al., 2005; Meylan et al., 2005; Seth et al., 2005; Xu et al., 2005)。VISA 由 540 个氨基酸残基组成,其 N 端有一个 CARD 结构域,介导与上游的 RLRs 的 CARD 结构域相互作用,C 端有一个跨膜结构域,介导 VISA 在线粒体的定位。过表达 VISA 能有效激活 NF-κB、IRF3 以及 I 型干扰素的表达。如果将 VISA 的跨膜区用 ER、胞内体或细胞膜定位序列取代,VISA 激活 I 型干扰素表达的活性大大降低,表明 VISA 线粒体的定位对 VISA 激活下游信号转导非常重要(Seth et al., 2005)。也有研究表明,VISA 在线粒体上通过其 C 端形成寡聚化向下游传递信号。与野生型小鼠相比,$VISA^{-/-}$ 小鼠对 VSV 和 EMCV 等病毒感染非常敏感,死亡率大大增加。对 $VISA^{+/+}$ 和 $VISA^{-/-}$ 各种类型的细胞的研究表明,$VISA^{-/-}$ MEFs、cDCs 和巨噬细胞在仙台病毒和副粘病毒科病毒的刺激下,检测不到 IRF3 和 NF-κB 的激活,几乎不产生 I 型干扰素和 TNF、IL-6 等炎症因子,这说明 VISA 作为 RLRs 下游的一个重要接头蛋白,在 MEF 和 cDC 中通过激活 NF-κB 和 IRF3,激活 I 型干扰素和炎症因子的表达,这与 RLRs 在 MEFs 和 cDCs 中而不在 pDC 中识别病毒 RNA 结构的现象一致(Kumar et al., 2006; Sun et al., 2006)。

免疫共沉淀实验表明,VISA 与 TBK1 和 IKKε 相互作用;内源性的 VISA 与 IKKε 的相互作用依赖于病毒感染,免疫荧光实验也表明病毒感染诱导 IKKε 转移到线粒体与 VISA 共定位(Lin et al., 2006a)。最近有研究表明,病毒感染诱导 VISA 第 500 位的赖氨酸发生 K63-连接的泛素化,招募 IKKε 到线粒体与之相互作用,从而抑制某些受 IRF3 调控的 ISGs(interferon-stimulated genes)基因的表达以及受 NF-κB 调控的炎症因子的表达(Paz et al., 2009)。内源性 TBK1 和 VISA 的相互作用存在着争议,有报道指出 TBK1 也许在 TRIF 下游介导 IRF3 的激活,而 IKKε 则在 VISA 下游介导 IRF3 的激活(Ishikawa and Barber, 2008；Seth et al. , 2005）；也有报道表明病毒感染后 TBK1 在线粒体上聚集介导 IRF3 的激活。在 *TBK1*<sup>-/-</sup> MEF 细胞中过表达 VISA 并不能激活 IFN-β，说明至少在 MEF 细胞中 TBK1 在 VISA 下游为 VISA 介导 IRF3 的激活所必需(Kawai et al. , 2005；Xu et al. , 2005；Zhong et al. , 2008）。造成这些差别的原因可能是由于实验系统不同，也可能由于介导 VISA-TBK1 与介导 VISA-IKKε相互作用的机制不同，还需要进一步研究。*TRAF3*<sup>-/-</sup> 细胞中，病毒感染诱导Ⅰ型干扰素的产生大大降低，IRF3 和 NF-κB 的激活都受到抑制，*TRAF3*<sup>-/-</sup> 小鼠在病毒感染后死亡率升高。在 *TRAF3*<sup>-/-</sup> MEF 细胞中过表达 VISA，也不能激活Ⅰ型干扰素的表达，表明 TRAF3 在 VISA 下游介导 NF-κB 和 IRF3 的激活。进一步研究发现，TRAF3 介导 TBK1 和 VISA 的相互作用，促进 TBK1 对 IRF3 的磷酸化。与 *TRAF3*<sup>-/-</sup> 小鼠的表型类似，*TRADD*<sup>-/-</sup> 小鼠对 VSV 病毒感染敏感，死亡率升高。受到仙台病毒感染后，*TRADD*<sup>-/-</sup> MEF 细胞 NF-κB 和 IRF3 的激活都受到抑制，Ⅰ型干扰素和炎症因子的表达水平降低。VISA 在 *TRADD*<sup>-/-</sup> MEF 中不能激活 IFN-β，说明 TRADD 在 VISA 下游起作用。免疫共沉淀实验表明 TRADD 与 VISA 相互作用，并促进 TRAF3 与 VISA 的相互作用(Michallet et al. , 2008）。另外，研究人员也发现 TANK 也作为支架蛋白介导 VISA 和 TBK1 的相互作用，SINTBAD 则介导 TBK1 和 IRF3 的相互作用，促进 IRF3 的磷酸化。

　　VISA 介导 NF-κB 激活的信号通路比较复杂，总的来说 VISA 通过介导经典途径和非经典途径激活 NF-κB，其中，经典途径是 VISA 介导 NF-κB 激活的主要途径。与 TRIF 介导 NF-kB 激活的机制类似，VISA 通过经典途径激活 NF-κB 也依赖于 TRAF 家族蛋白 TRAF2、TRAF3 和 TRAF6 以及含有 DD 结构域家族蛋白 TRADD、RIP1 和 FADD。VISA 含有两个保守的 TRAF6 结合位点，153-*PGENSE*-158 以及 455-*PEENEY*-460，一个 TRAF2 结合位点 143-*PVQET*-147，并通过这些保守位点分别与 TRAF6 和 TRAF2 相互作用。相应地，与野生型 VISA 相比，VISA(E155D/E457D) 和 VISA(Q145N) 激活 NF-κB 的活性大大降低，而 VISA(E155D/E457D/Q145N) 则完全丧失了激活 NF-κB 的能力，同时在 *TRAF6*<sup>-/-</sup> MEF 中，

VISA 不能有效介导 NF-κB 激活,这说明 VISA 对 NF-κB 的激活是通过与 TRAF6 和 TRAF2 相互作用来实现的( Xu et al. , 2005 )。TRAF6 激活 TAK1 复合物和 IKK 复合物,从而激活 MAPK 和 NF-κB。最近有研究显示,在 *CARD9*[-/-] 或 *Bcl10*[-/-] BMDC( bone marrow-derived DC)中,病毒刺激诱导相关炎症因子如 pro-IL-1β 和 IL-6 的表达受到抑制。*CARD9*[-/-] 小鼠受到 VSV 感染后,血清中 IFN-α 的水平没有显著变化,NF-κB 调控的炎症因子的表达也受到抑制。免疫共沉淀实验证实,VISA 能与 CARD9 和 BCL10 相互作用,表明 CARD9 和 BCL10 参与 VISA 介导的 NF-κB 的激活。CARD9、BCL10 和 MALT1 形成复合物,招募 TRAF6,从而激活 TAK1/TAB1/2,激活 IKK 复合物(Poeck et al. , 2010 )。有趣的是,在 TRIF 介导的信号通路中,TRAF3 介导 IRF3 的激活而不参与 NF-κB 的激活,而在 *TRAF3*[-/-] MEF 细胞中病毒感染诱导 IRF3 和 NF-κB 的激活都受到抑制,表明 TRAF3 除了促进 VISA-TBK1 相互作用激活 IRF3 外,也参与 RLRs 介导的 NF-κB 的激活,这其中的机制还不是很清楚。TRAF2 介导 VISA 激活 NF-κB 信号通路中的机制还不是很清楚。研究表明,在 *TRAF2*[-/-] *TRAF5*[-/-] 细胞中,TNF 诱导的 NF-κB 的激活受到抑制,这说明 TRAF2 和 TRAF5 共同调节 TNF 诱导的 NF-κB 的激活( Vallabha-purapu et al. , 2008;Zarnegar et al. , 2008 )。因此,在 RNA 病毒感染诱导的信号通路中,TRAF2 可能与 TRAF5 一起调节 VISA 介导的 NF-κB 的激活。但 TRAF2/5 并不能直接激活 IKK 复合物,这一过程还需要一类具有 DD 结构域的蛋白的参与。

TRADD、FADD 和 RIP 是一类具有 DD 结构域的蛋白,在 TRIF 介导 NF-κB 激活和炎症因子表达的过程中起着重要的作用(Ghosh and Karin, 2002 )。*FADD*[-/-] MEF 细胞和 *RIP*[-/-] MEF 细胞在受到病毒刺激后并不产生 I 型干扰素,与野生型小鼠相比,*FADD*[-/-] *RIP1*[-/-] 小鼠对 VSV 易感,死亡率升高,这说明 FADD 和 RIP 不仅参与了 TRIF 介导的 NF-κB 的激活,也参与 VISA 介导的 I 型干扰素表达过程( Bal-achandran et al. , 2004 )。随后,研究人员发现在 *FADD*[-/-] MEFs 或 *RIP*[-/-] MEFs 细胞中 VISA 或 TRADD 对 NF-κB 的激活受到了抑制,而对 IRF3 的激活却没有受到影响;在 *TRADD*[-/-] MEFs 细胞中,VISA 介导 IRF3 和 NF-κB 的激活都受到抑制,说明 TRADD 也参与 VISA 介导的 NF-κB 的激活。研究表明 VISA 能与 TRADD、FADD 和 RIP 相互作用,形成复合物,暗示着 VISA 可以通过 TRADD/FADD/RIP 激活 NF-κB（Michallet et al.，2008）。其机制可能是这样的:首先,VISA 与 TRAF2/5 和 TRADD 相互作用,然后通过其死亡结构域招募 FADD 和 RIP,同时 TRADD 也招募 TRAF3,促进 IRF3 的激活。在这个复合物中,TRAF2/5 催化 RIP1 发生 K63-连接的泛素化,从而激活 RIP1,激活的 RIP1 通过与 TAK1/TAB2/3 复合物相互作用,随后 TAK1 激活 IKK 复合物。另外,FADD 也可以通过招募 Caspase 8 和 Caspase 10 并使它们发生剪切被激活,从而进一步激活 NF-κB,但是具体的激活机制还需要进一步的研究。

VISA 通过介导非经典途径激活 NF-κB 的证据比较少,目前仅有一些线索,其具体的机制不清楚。首先,IKKγ$^{-/-}$ MEF 受到 RSV（respiratory syncytial virus）感染后,不能检测到 IκBα 的降解,但仍然能检测到 NF-κB 的激活,其主要形式是 RelB：p52。同时,还能检测到 p100 的剪切和降解,但在 RSV 感染的 NIK$^{-/-}$ MEF 和 *IKKα*$^{-/-}$ MEF 细胞中却检测不到。进一步实验表明 RIG-I 和 VISA 能与 NF-κB 激活的非经典途径中的蛋白激酶 NIK 相互作用,表明 VISA 可能通过与 NIK 相互作用激活 NF-κB（Liu et al.，2008）（图 12）。

**（四）ASC 介导的细胞抗病毒信号转导通路**

ASC 是介导 NLRs 和 AIM2 信号通路的重要接头蛋白,N 端含有 PYD 结构域,C 端含有 CARD 结构域,分别与上游受体与下游效应分子的 PYD 或 CARD 结构域相互作用（Martinon et al.，2009）。如 NLRP1/3 结合相应的 PAMPs 或感受到危险信号后,通过中间的 NOD 结构域寡聚化,N 端含有 PYD 结构域招募 ASC,ASC 进一步招募半胱氨酸蛋白激酶 caspase 1。caspase 1 自剪切成为 p20 和 p10 两个片段,酶活性被激活,将 pro-IL-1β 剪切成为有活性的 IL-1β 形式,分泌到细胞外。同样地,AIM2 的 N 端也含有一个 PYD 结构域,识别 dsDNA,通过 ASC 激活 IL-1β。

除了上述四类接头蛋白介导的抗病毒信号转导通路外,宿主还利用其他的接头蛋白介导细胞抗病毒信号转导。TLRs 通过 mTOR-

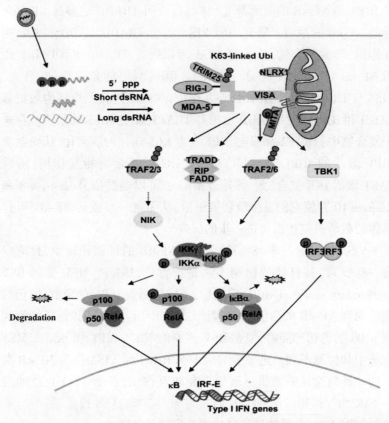

图 12　VISA 介导的信号转导【引自舒红兵主编,《抗病毒天然免疫》】

p70S6K 信号通路介导 I 型干扰素的表达(Cao et al., 2008)。富含 AT 的 dsDNA 可被 RNA Pol-III 识别并转录成 5′ pppdsRNA,这类 RNA 作为 RIG-I 的配体,通过 VISA 介导的信号转导通路激活 I 型干扰素的表达,也有研究表明,这类 dsDNA 以及非富含 AT 的 dsDNA 在 *VISA*⁻ 原代 MEF 细胞中也能激活 I 型干扰素的表达,表明 dsDNA 还能通过其它的接头蛋白激活信号通路。此外,在 L929 细胞中, DAI 识别 dsDNA 并激活 I 型干扰素的表达,这一过程依赖于 TBK1 和 IRF3,但介导 DAI 与 TBK1 之间相互作用的接头蛋白目前还不清楚。

44

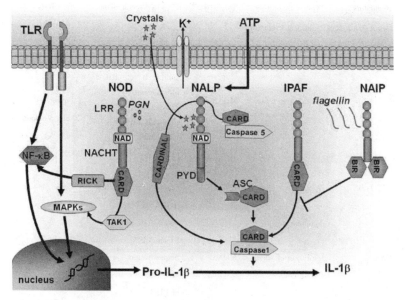

图 13  ASC 和 RICK 介导的信号转导【引自(Fukata et al. , 2009)】

# 第三节　PRRs 介导的信号转导的调节机制

　　PRRs 介导的信号转导在病毒感染后很快就被激活(几分钟至数小时),并大量产生 I 型干扰素等细胞因子和炎症因子的表达,这些细胞因子又通过激活一系列的信号级联反应,将病毒感染的信号进一步放大,从而抑制病毒的复制并清除病毒感染的细胞。但是过度的免疫反应或者信号转导失控同样对宿主有害,会导致严重的自体免疫性疾病(autoimmune diseases),甚至死亡。因此,为了避免信号通路过度激活,宿主采取了一系列的策略来调节 PRRs 介导的信号转导。比如,RIG-I 的 C 端含有抑制结构域,将 CARD 和 ATPase 结构域掩蔽起来,使 RIG-I 在病毒未感染的细胞中处于非活化状态。除了这种自抑制机制以外,宿主至少通过三种不同方式来实现对 PRRs 介导的信号转导的调控(表 4)。

表4 调节细胞抗病毒反应信号转导的蛋白

| Regulators | Type of regulation | Target(s) | Proposed mechanisms | Refs |
|---|---|---|---|---|
| **Sequestration of signaling molecules** | | | | |
| LGP2 | Negative feedback | RIG-I | Sequestration of RIG-I from RNA ligands Inhibition of RIG-I oligomerization | (Saito et al., 2007; Yoneyama et al., 2005) |
| | Positive regulation | MDA5 | Competitive interaction with VISA Facilitating recognition of dsRNA by MDA5 | (Pippig et al., 2009; Venkataraman et al., 2007) |
| RIG-I-SV | Negative feedback or dominant negative | RIG-I | Competitive binding to dsRNA Sequestration of RIG-I from VISA | (Gack et al., 2008) |
| DAK | Inhibition of steady-state cells | MDA5 | Sequestration of MDA5 from activation of IRF3 | (Diao et al., 2007) |
| Atg5-Atg12 | Inhibition of steady-or activated state | RIG-I, MDA5, VISA | Sequestration of RLRs from VISA | (Jounai et al., 2007) |
| TBK1s | Negative feedback | RIG-I | Sequestration of RIG-I from VISA and TBK1 | (Deng et al., 2008) |
| NLRX1 | Inhibition of steady-state cells | VISA | Sequestration of VISA from activation | (Moore et al., 2008) |
| gC1qR | Negative feedback | VISA | Disruption of RLR-VISA interaction | (Xu et al., 2009) |
| MyD88s | Negative feedback | MyD88 | Disruption of IRAK 1/4-MyD88 association | (Burns et al., 2003) |
| TRAF1 | Negative feedback | TRIF | Sequestration of TRIF by the cleaved N-terminus of TRAF1 by TRIF-activated caspases | (Su et al., 2006) |

续表

| Regulators | Type of regulation | Target(s) | Proposed mechanisms | Refs |
|---|---|---|---|---|
| ISG56 | Negative feedback | MITA | Sequestration of MITA from VISA and TBK1 | (Li et al., 2009) |
| SIKE | Inhibition of steady-state cells | TBK1, IKK$\varepsilon$ | Sequestration of the targets from TRIF and IRF3 | (Huang et al., 2005) |
| IRAK-M | Negative feedback | IRAK1 | Inhibition of IRAK1-MyD88 association | (Kobayashi et al., 2002) |
| FLN29 | Negative feedback | TRIF, VISA, TRAF3/6 | Possible sequestration of its targets | (Mashima et al., 2005; Sanada et al., 2008) |
| SHP-2 | Negative feedback | TBK1 | Possible dephosphorylation of TBK1 substrates | (An et al., 2006) |
| **Destabilization of key signaling molecules** | | | | |
| ISG15 | Negative feedback Positive regulation | RIG-I IRF3 | Destabilization of RIG-I with UBE1L and UbcH8 Protection of IRF3 from degradation | (Zhao et al., 2005) (Lu et al., 2006) |
| RNF125 | Negative feedback | RIG-I, MDA5, VISA | Proteosomal degradation of targets | (Arimoto et al., 2007) |
| RNF5 | Negative feedback | MITA | Proteosomal degradation of MITA | (Zhong et al., 2009) |
| A20 | Negative feedback | RIP1, TRAF6, TRIF | Ubiquitination or deubiquitination of targets | (Lin et al., 2006b; Saitoh et al., 2005) |
| RBCK1 | Negative feedback (TLRs/RLRs) | TAB 2/3, IRF3 | Proteosomal degradation of targets | (Tian et al., 2007; Zhang et al., 2008a) |
| Trim30$\alpha$ | Negative feedback | TAB2, TAB3 | Lysosomal degradation of TAB2 and TAB3 | (Shi et al., 2008) |

47

续表

| Regulators | Type of regulation | Target(s) | Proposed mechanisms | Refs |
|---|---|---|---|---|
| Triad3A | Inhibition of stead-y-state conditions | TLR9 | Proteosomal degradation of certain TLRs | ( Chuang and Ulevitch, 2004) |
| **Modification of signaling molecules** | | | | |
| DUBA | Negative feedback | TRAF3 | Deubiquitination of TRAF3 | ( Kayagaki et al. , 2007) |
| CYLD | Inhibition of stead-y-or activated-state | RIG-I, NEMO | Deubiquitination of targets | ( Friedman et al. , 2008; Zhang et al. , 2008b) |
| Others | | | | |
| Pin1 | Negative feedback | IRF3 | Conformational change-dependent degradation | ( Saitoh et al. , 2006) |
| GSK3β | Positive regulation  Negative feedback | p65  CREB | Phosphorylation of p65 Inhibition of phosphorylation of CREB | ( Hu et al. , 2006; Martin et al. , 2005) |
| Nrdp1 | Inhibition of stead-y-or activated state  Positive regulation | MyD88  TBK1 | Degradation of MyD88 by K48-linked ubiquitination Activation of TBK1 by K63-linked ubiquitination | ( Wang et al. , 2009) |
| SHP-1 | Negative feedback  Positive regulation | IRAK1 | Inhibition of proinflammatory cytokines expression  Enhancement of type I IFN production | ( An et al. , 2008) |
| WDR34 | Negative feedback | TAK1 | Unclear | ( Gao et al. , 2009a) |
| Caspase 8 | Negative feedback | TRIF, VISA | Cleavage of the targets | ( Rebsamen et al. , 2008) |

续表

| Regulators | Type of regulation | Target(s) | Proposed mechanisms | Refs |
|---|---|---|---|---|
| TRIM21 | Negative feedback Positive regulation | IRF3 | Proteosomal degradation of IRF3 Inhibition of Pin1-induced degradation of IRF3 and sustaining activation of IRF3 | (Higgs et al., 2008) (Yang et al., 2009) |
| TANK | Positive regulation Inhibition of steady-state conditions | TRAF3, TBK1, IRF3 TRAF6 | Scaffolding TRAF3-TBK1-IRF3 interaction Deubiquitination of TRAF6 | (Gatot et al., 2007; Guo and Cheng, 2007) (Kawagoe et al., 2009) |
| SARM | Negative feedback Not a negative feedback | TRIF Unknown | Sequestration of TRIF Unclear/restriction of viral infection in brain region | (Carty et al., 2006) (Kim et al., 2007; Szretter et al., 2009) |
| IRF4 | Negative feedback | IRF5 | Competition with IRF5 for MyD88 | (Tamura et al., 2008) |

## 一、阻断介导信号转导的分子间的相互作用

蛋白-蛋白相互作用是介导信号转导的主要形式,阻断蛋白之间的相互作用就直接抑制了信号的传递。因此,通过阻断介导抗病毒反应信号转导的分子间的相互作用,某些蛋白能有效负调节病毒感染引发的信号转导,抑制过度的免疫反应。如在静息状态下,二羟丙酮激酶(dihydroxyacetone kinase,DAK)特异地与 MDA5 相互作用,将 MDA5 掩蔽起来,阻止 MDA5 的持续激活,病毒感染细胞后,MDA5 识别病毒 RNA 构象发生改变,从而使其与 VISA 结合同时与 DAK 解离(Diao et al., 2007);NLRX1 是定位于线粒体外膜的 NLR 家族成员,通过其 NBD 结构域与 VISA 的 CARD 相互作用,竞争性抑制 VISA 与 RIG-I 和 TBK1 的结合,从而抑制 VISA 介导的 IFN-β 的产生(Komuro et al.,

49

2008；Moore et al.，2008），DAK 和 NLRX1 表达不受病毒感染的诱导，与它们在静息状态下作用的机制相关。而 ISG56（IFN-stimulated gene 56）可在 IFNs 和多种病毒的刺激下产生，并与 MITA 相互作用，过表达 ISG56 可抑制 SeV 感染诱导的 IRF3，NF-κB 和 IFN-β 的激活，RNAi 下调内源 ISG56 表达并引起相反的效应。竞争性免疫共沉淀实验表明，ISG56 可以破坏 MITA-VISA 以及 MITA-TBK1 之间的相互作用，从而发挥负调控功能（Li et al.，2009）。此外，还有一些分子也以类似的机制实现对 TLRs/RLRs 信号通路的调控，如 HIN-200、FLN29、MyD88s、RIG-I-SV（RIG-I splice variant）、PR105、Atg5-Atg12、gC1qR（receptor for globular head domain of complement C1q）、SIKE（suppressor of IKKε）、IRAK-M、IRF4、SHP-2（SH2-containing protein tyrosine phosphatase 2）等等（An et al.，2006；Burns et al.，2003；Diehl et al.，2004；Divanovic et al.，2005；Gack et al.，2008；Huang et al.，2005；Jounai et al.，2007；Kim et al.，2008；Kobayashi et al.，2002；Mashima et al.，2005；Roberts et al.，2009；Saitoh et al.，2006；Sanada et al.，2008；Su et al.，2006；Watanabe et al.，2004；Xu et al.，2009）。

## 二、降解介导信号转导的蛋白

如前所述，细胞抗病毒反应信号转导依赖于介导信号转导的关键蛋白。因此，泛素化降解这类蛋白或在转录水平抑制其的表达能有效抑制过度的免疫反应。蛋白泛素化依赖于三类蛋白酶：泛素激活酶（ubiquitin-activating enzyme，E1）、泛素结合酶（ubiquitin-conjugating enzyme，E2）和泛素连接酶（ubiquitin ligase，E3）。泛素分子上有 7 个保守的赖氨酸，均可与另一个泛素 C 端的羧基发生脱水反应，形成多聚泛素链，多聚泛素链的最后一个泛素分子 C 端的羧基可与靶蛋白上的赖氨酸残基发生脱水反应，将多聚泛素链"标记"到靶蛋白上。其中，E3 是决定多聚泛素链与靶蛋白特异连接的主要分子。一般来说，K48-连接的泛素链与靶蛋白相连（K48-连接的泛素化）介导蛋白通过蛋白酶体途径降解。而 K63-连接的泛素化介导信号转导或介导蛋白通过溶酶体降解（Bhoj and Chen，2009）。

在病毒感染信号的刺激下，E3 泛素连接酶 RBCK1（RBCC protein

interacting with PKC1)被大量诱导表达,诱导 IRF3 和 TAB2 发生 K48-连接的泛素化降解,从而抑制 IFN-β 的表达(Tian et al., 2007; Zhang et al., 2008a); Trim30α(tripartite-motif protein 30α)是一个含有环指结构域的 E3 泛素连接酶,其表达受 NF-κB 的诱导,TRIM30α 可催化 TAB2 和 TAB3 发生 K63-连接的泛素化,促进 TAB2 和 TAB3 通过溶酶体途径降解,从而抑制由 TLRs 诱导的 NF-κB 的激活(Shi et al., 2008)。这类 E3 泛素连接酶还包括 RNF5、Triad3A、A20、RNF125、AIP4 以及 PSMA7 等(Arimoto et al., 2007; Boone et al., 2004; Chuang and Ulevitch, 2004; Jia et al., 2009; Lin et al., 2006b; Saitoh et al., 2005; Wang et al., 2004b; You et al., 2009; Zhong et al., 2009)。

还有一类蛋白本身不是 E3 泛素连接酶,但能促进 E3 泛素连接酶与靶蛋白的相互作用,从而诱导靶蛋白的泛素化降解。例如 SOCS 1 (suppressor of cytokine signaling 1)可与 Mal 相互作用,导致 Mal 发生多聚泛素化并被降解,从而抑制 Mal 依赖的 NF-κB 入核,最终降低炎症细胞因子的表达(Mansell et al., 2006); PCBP2 通过介导 VISA 与 AIP4 的相互作用,促进 AIP4 对 VISA 的泛素化降解(You et al., 2009)。这类蛋白还包括 ISG15 等(Arimoto et al., 2007; Kim et al., 2008; Zhao et al., 2005)。

### 三、调节信号分子的去泛素化

前文提到,信号分子如 RIG-I 可被 TRIM25 或 RNF135 催化发生 K63 连接的泛素化而激活,促进病毒感染诱导的 I 型干扰素的表达。反之,去泛素化则往往参与信号通路的负调节。近年来,去泛素化的负调控功能尤其受到重视。

DUBA(Deubiquitinating enzyme A)是一个含有 OUT 结构域的去泛素化酶,可选择性地将 TRAF3 上的 K63 连接的多聚泛素链切割下来,从而使 TRAF3 从含有 TBK1 的信号复合体上解离下来,DUBA 的过表达可抑制 RLRs 介导的 I 型干扰素的表达,相反,DUBA 表达的下调有相反效应(Kayagaki et al., 2007)。CYLD(cylindromatosis)属于泛素特异性蛋白酶家族成员,能去除多个分子的 K63 连接的泛素链,如去除 RIG-I 的 K63 泛素化,使 RIG-I 不能招募 VISA;同时,CYLD 还使

NEMO 去泛素化,使它从 TAK1/TAB2/TAB3 复合物中解离出来,还可使 TRAF2/6/7 家族成员去泛素化,从而抑制 NF-κB 的激活(Friedman et al.,2008;Zhang et al.,2008b)。此外,OTU1 和 OTU2 也被报道使 TRAF3 和 TRAF6 去泛素化,从而抑制病毒诱导的 IFN-β 等细胞因子的表达(Li et al.,2010)。

四、其他

除了上述三种常见策略,还有许多分子以其它策略发挥负调控功能,Pin1(Prolylisomerase 1)可以识别丝氨酸 339 磷酸化的 IRF3,并与其相互作用,引起 IRF3 构象改变并被某种 E3 泛素连接酶所识别并降解(Saitoh et al.,2006);Nrdp1 催化 MyD88 发生 K48 连接的泛素化而降解,同时促进 TBK1 发生 K63 连接的泛素化而激活,因此 Nrdp1 在负调节 MyD88 介导的信号转导的同时正调节 TRIF 介导的信号转导(Wang et al.,2009);类似地,SHP-1 与 IRAK1 激酶活性结构域相互作用,抑制 IRAK1 的激活,从而抑制 TLRs 介导的炎症因子的表达(An et al.,2008);GSK3β 抑制 TLRs 诱导的炎症因子产生的同时促进 TLRs 介导的抗炎症因子的产生(Hu et al.,2006;Martin et al.,2005;Woodgett and Ohashi,2005);还有研究表明,caspase 8 在 D249 切割 VISA,在 D281 和 D289 切割 TRIF 过程中,使其成为没有信号转导功能的片段,从而抑制 TLRs 和 RLRs 介导的信号转导(Rebsamen et al.,2008)(表4)。

此外,目前有些研究之间互相冲突。如 TANK 被报道介导 VISA-TBK1-IRF3 间的相互作用,而对 *TANK*−/− 的小鼠的研究表明,TANK 并不是病毒感染诱导 I 型干扰素表达所必需(Gatot et al.,2007;Guo and Cheng,2007),相反,TANK 通过调节 TRAF6 的泛素化抑制 TLRs 诱导的炎症因子的表达(Kawagoe et al.,2009)。Ro52/TRIM21 先前被报道泛素化降解 IRF3,此后又有研究表明 TRIM21 能维持 IRF3 的泛素化从而使 IRF3 保持激活状态(Higgs et al.,2008;Yang et al.,2009)。类似的例子还有对 SARM 的研究等(Carty et al.,2006;Szretter et al.,2009)。这些不一致的地方还需要更多的研究来解释。

尽管宿主进化出近似完美的免疫系统抵御病毒的入侵,但对病毒来说,宿主的免疫系统恰恰是病毒进化的选择压力。为了逃逸宿主免疫系统对自己的识别与清除,病毒进化出了一系列的机制来抑制PRRs 介导的信号转导,甚至利用宿主的信号分子为自己的感染与复制创造有利条件(Bowie and Unterholzner, 2008)。

# 第二章　实验材料与实验方法

## 第一节　实验材料

### 一、荧光素酶报告基因实验相关材料

pGL3-IRF1 promoter(Tularik Inc.)、ISRE(Strategene)、NF-κB(Dr. Gary Johnson,University of Colorado)、IFN-β promoter(Strategene)以及 pRL-TK(Promega)荧光素酶报告基因质粒分别从上述公司或实验室获得。单荧光与双荧光报告基因检测试剂盒购自 Promega。

### 二、细胞、细胞因子与细胞培养

人胚肾 293 细胞、人宫颈癌 HeLa 细胞购自 ATCC,Huh7 与 A549 来自于 CTCC,BHK21 细胞来自北京大学邓宏魁教授的惠赠,$TBK1^{+/+}$ 与 $TBK1^{-/-}$ MEF 细胞来自 Dr. W. Yeh。$^{32}$P 标记的焦磷酸(Perkin Elmer)、1% 青霉素和链霉素溶液、普通或无磷 DMEM(GIBCO)、普通胎牛血清(BioChrom)、透析过的胎牛血清(GIBCO)、0.05% 胰酶溶液与丙酮酸钠溶液(Hyclone)、细胞培养板/皿/瓶(Greiner)、一次性移液管(Falcon)分别购自上述公司。VSV 和 SeV 分别由邓宏魁教授和武汉大学郑从义教授惠赠。淋巴细胞分离液购自 GE Healthcare,单核细胞分选所用的 anti-CD14 磁珠购自 BD 公司。重组人源 IFN-γ、TNF、IL-1β(R & D)、重组人源 M-CSF、GM-CSF 以及 IL-4(Peprotech)、polyI:C 与 polydA:dT(Sigma)分别购自上述公司。人巨噬细胞和 DC nucleo-factor 试剂盒购自 Amaxa。

### 三、载体构建所需材料

表达克隆所用的人脾脏 cDNA 文库购自 Strategene 公司。本论文中用到的表达载体均根据《分子克隆实验指南》标准实验方案构建。其中引物来自于上海生工，Ex Taq 与 Pyrobest Taq 购自 Takara 公司，限制性内切酶来自 Fementas，pRK 表达载体是 pCMV 经本实验室改造而成，pRS-RNAi 和 pSuper Retro 载体分别购自 Origene 和 Oligoengine 公司，pET-30c 购自 Novagen，DNA 小提试剂盒购自 Tiangen，pEGFP 与 pECFP 由武汉大学吴燕教授馈赠。

### 四、酵母双杂交所需材料

酵母培养用 Peptone（Difco）、添加剂 CSM⁻Trp⁻、CSM⁻Trp⁻Leu⁻ 与 CSM⁻His⁻Leu⁻Trp⁻（Q-BIO Gene）、鲑精 DNA（Roche）、酵母双杂交"钓饵"载体 pGBT9 和人 293 细胞 cDNA 文库（CLONTECH）、$CaCl_2$、PEG4000、LiAc 以及 DMSO（Sigma）分别从上述公司购得。

### 五、免疫共沉淀以及 Western blot 实验相关材料

线粒体荧光染料 MitoTracker 购自 Invitrogen。免疫共沉淀所用磁珠 ProteinG-Sepharose 购自 GE healthcare。小鼠 IgG、小鼠单克隆抗体抗 FLAG、HA、β-Actin（Sigma）、TBK1（Imgenex）、K63-linkage polyubiquitin chain（Biomol）、AIF、KDEL、Caspase3、COX4、ubiquitin and H2B（Santa Cruz Biotechnology）；兔子多克隆抗体抗 IRF3（Santa Cruz Biotechnology）以及 phospho-IRF3-Ser396（Upstate）。小鼠多克隆抗体抗人 RIG-I、MDA5、MITA（221～379）、RNF5（1～168）均由相应的原核纯化蛋白作为抗原在中科院遗传所制备。Western blot 用硝酸纤维素膜 Hybond（Amersham pharmacia biotech）、ECL（Tiangen）和 HRP 耦联的羊抗鼠 IgG、羊抗兔 IgG（Thermo）分别购自上述所注明的公司。

# 第二节　实验方法

## 一、质粒构建、DNA 纯化、磷酸钙沉淀转染 293 细胞、免疫共沉淀、Western blot 与 RNA blot

除 RNAi 载体外,上述实验过程均参照《分子克隆实验指南》相应的实验方案进行。VISA RNAi 载体见文献(Xu et al., 2005)。

MITA-RNAi 购自 Origene 公司,三条 RNAi 的靶向序列分别是:

#1:5′-gcaacagcatctatgagcttctggagaac-3′;

#2:5′-gtgcagtgagccagcggctgtatattctc-3′;

#3:5′-gctggcatggtcatattacatcggatatc-3′。

RNF5-RNAi 的载体按照产品说明书构建,具体步骤如下:

(1)利用网站寻找候选靶向序列:RNF5 RNAi 的三条靶向序列分别是:

#1:5′-gcgcgaccttcgaatgtaa-3′;

#2:5′-cggcaagagtgtccagtat-3′;

#3::5′-gggaagctgtggtcagtgt-3′。

(2)选择靶向序列,合成寡核苷酸链引物,将引物用无菌水稀释成 1 mg/ml 备用。

(3) 各取 1μl 引物加入 48 μl 缓冲液(100 m mol/L NaCl,50 m mol/L HEPES,pH 7.4)。

70℃退火 10 分钟,再 37℃孵育 15 分钟,形成双链 DNA 结构。

(4)将 2 μl 退火产物克隆到酶切后的 pSuper. Retro 载体上。

内源性免疫共沉淀与过表达-免疫共沉淀的方法稍有不同,具体按照以下步骤进行。收集病毒刺激或相应处理的 293 细胞($5 \times 10^7$),用 PBS 洗一遍。用 1.5 ml 裂解液裂解细胞,于 4℃ 12000 r/min 离心 10 分钟,然后将上清液转移到另一个 EP 管,15000 ~ 18000 r/min 离心 20 分钟。小心地将上清液取出,加入相应的抗体和 protein G,在 4℃ 的静音混合器上孵育 3 小时。后续步骤与过表达-免疫共沉淀相同。

## 二、荧光素酶报告基因实验

将 293 细胞($5 \times 10^4$)接种于 24 孔板中,18～20 小时后转染。每组样品设两个平行实验组,加入空载体以保证每组转染的 DNA 总量相等。表达克隆的筛选实验由于只用到萤火虫荧光素酶底物,只需每孔加入 0.1μg ISRE 萤火虫荧光素酶报告基因质粒;对双报告基因实验,为了平衡转染效率,除了萤火虫荧光素酶报告基因外,同时加入 0.05μg pRL-TK-Renilla 荧光报告质粒。根据不同实验的要求,在转染后 16～48 小时用 Promega 公司的荧光检测试剂盒检测两种荧光报告基因的活性,方法参照产品说明。若有需要,转染一定时间后加入 SeV(HA 效价 1：80,按 1：200 加入)、TNFα(20 ng/ml)、IL-1β(10 ng/ml)、IFN-γ(100 ng/ml),或转染 polyI：C(0.5μg/μl)或 polydA：dT(0.5μg/μl),8～12 小时后进行荧光活性检测。所有的报告基因实验至少重复三次。

## 三、表达克隆筛选

表达克隆筛选与文献报道类似(Yoneyama et al., 2004),具体步骤如下:

## 四、酵母双杂交实验

酵母双杂交实验按照本实验室的实验方案进行,具体步骤如下:

1. 感受态酵母的制备

在 YPD 固体培养基(20 g/L peptone,10 g/L yeast extract,20 g/L glucose,pH 5.8,1.75% agar,115℃灭菌 30 分钟)中划线培养 AH109 酵母菌株,30℃培养两天后,挑取偏白色的大小适中(直径 3 mm 左右)的单克隆至 5 ml YPD 液体培养基中(20 g/L peptone,10 g/L yeast extract,20 g/L glucose,pH 5.8),30℃培养过夜,检测 OD 值。当 OD600 检测值为 0.7 左右时,取 1 ml 酵母室温下离心(3000 r/min,7 分钟)收集细胞,然后用 1 ml Milli-Q 无菌水重悬。再次离心(3000 r/min,7 分钟)后,用新配制的 300μl TE/LiAc(0.1 mol/L,pH 7.5)重悬细胞。

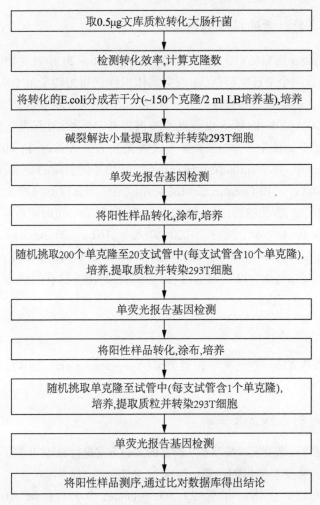

图 14　表达克隆筛选流程

2. "诱饵"质粒的转化

将 10μl(3μg) pGBT9-MITA 质粒与 100 μl 感受态酵母细胞混匀,然后加入 600 μl PEG4000/LiAc(40% PEG,0.1 mol/L LiAc,0.1 mol/L TE)混匀,30℃温育 30 分钟。加入 70μl DMSO,轻轻颠倒混匀,42℃热激 15 分钟,冰浴 2 分钟。离心收集酵母后,用 1 ml Milli-Q 无菌水清洗两次,再次离心后用 0.1 ml Milli-Q 无菌水重悬酵母。将

转化后的酵母涂布在 Trp⁻平板(6.7 g/L nitrogen base,0.74 g/L CSM⁻Trp⁻,20 g/L glucose,17.5 g/L agar,pH 5.8),30℃培养两天。

3. 制备含有"诱饵"质粒的感受态酵母

挑取 Trp⁻平板上长出的含有 pGBT9-MITA 的酵母克隆(10 个直径在 3 mm 左右的克隆)于 5 ml Trp⁻培养基(6.7 g/L nitrogen base,0.74 g/L CSM⁻Trp⁻20 g/L glucose,pH 5.8)中,30℃摇床培养 8~12小时。将酵母加入 200 ml Trp⁻培养基 30℃摇床培养过夜。加入 500 ml YPD 培养 2~3 小时;再加入 500 ml YPD 培养 2 小时。室温收集酵母细胞(3000 r/min,7 分钟),用 40 ml 无菌水重悬细胞,再次离心(3000 r/min,7 分钟)后,用 20 ml TE/LiAc 重悬细胞(以上步骤均在离心瓶中进行),室温放置 10 分钟后转移到灭菌后的 250 ml 锥形瓶中。

4. 将文库转入含有"诱饵"质粒的酵母中

在 1 ml 鲑鱼精 DNA(10 mg/ml)中加入 30μg 人 293 细胞 cDNA文库,混匀。将 DNA 加入步骤 3 中制备的感受态细胞中并混匀。加入 140 ml PEG/LiAc 溶液,混合均匀,室温温育 30 分钟,不时旋转晃动。接着加入 17.6 ml DMSO 并混匀。42℃热激 6 分钟再冰浴 3 分钟(不停旋转以保证酵母受热/冷均匀)。室温下离心(3000 r/min,7分钟)后用 200 ml YPD 重悬细胞,30℃摇床培养 0.5~1 小时。室温离心(3000 r/min,7 分钟),用 50 ml 无菌水重悬洗涤细胞 2~4 次,室温离心(3000 r/min,7 分钟)后用 1 ml 无菌水重悬细胞。取 10μl涂布于 Trp⁻Leu⁻平板(6.7 g/L nitrogen base,0.64 g/L CSM⁻Trp⁻Leu⁻,20 g/L glucose,17.5 g/L agar,pH 5.8)以检测转化效率;其余菌液涂布于 Ade⁻His⁻Leu⁻Trp⁻平板(6.7 g/L nitrogen base,0.64 g/L Ade⁻His⁻Leu⁻Trp⁻,20 g/L glucose,17.5 g/L agar,pH 5.8),30℃培养 2~5 天。

5. β-gal 染色鉴定

挑取 Ade⁻His⁻Leu⁻Trp⁻平板上的单克隆至新的 Ade⁻His⁻Leu⁻Trp⁻平板上,做好标记,放置于 30℃培养 2~3 天。将无菌滤纸轻贴于 Ade⁻His⁻Leu⁻Trp⁻酵母平板上,做上标记以确定滤纸和平板的相对位置。将滤纸揭下后,沾有酵母的一面朝上缓慢放入液氮中,放置 10 秒。在培养皿中铺上一张干净的滤纸,加入 1 ml Z buffer(16.1 g/L Na₂HPO₄·

$7H_2O$,5.5 g/L $NaH_2PO_4 \cdot 7H_2O$,0.75 g/L KCl,0.246 g/L $MgSO_4 \cdot 7H_2O$,pH 7.0),2.7 μl β-巯基乙醇和7μl β-gal 混合液。将滤纸从液氮中取出后,酵母面朝上置于平皿中,37℃温育 2 小时。对照滤纸上蓝染克隆的位置从 Ade⁻His⁻Leu⁻Trp⁻ 平板上挑取相应克隆,培养于 Ade⁻His⁻Leu⁻Trp⁻ 培养基(6.7 g/L nitrogen base,0.64 g/L Ade⁻His⁻Leu⁻Trp⁻,20 g/L glucose,pH 5.8)中,30℃摇床培养 2~3 天。

6. Prey 质粒的提取与鉴定

离心(14000 r/min,10 秒)收集酵母,加入 200 μl 酵母裂解液(2% Triton X-100,1% SDS,100 mmol/L NaCl,10 mmol/L Tris,1 mmol/L EDTA,pH 8.0)和200μl 酚/氯仿(Tris-平衡酚:氯仿:异戊醇体积比,25:24:1),再加入 1/2 体积的玻璃珠,旋涡振动器振荡 2 分钟后离心,上清液加入 3 倍体积乙醇和 20 μl NaAc(3 mol/L,pH 5.2),混匀后离心。收集 DNA 沉淀,70% 乙醇洗涤后干燥,用10μl 无菌水溶解。以酵母质粒为模板,用对应于文库质粒中插入片段的两端的序列设计引物进行 PCR,扩增其中的 cDNA 片段,序列测序后进行 Genebank 检索。

五、亚细胞器分离实验

冰上收集不处理或 SeV 处理相应时间的 293 细胞（$5 \times 10^7$），PBS 洗一次，在匀浆缓冲液中（10 mmol/L Tris-HCl [pH 7.4]，2 mmol/L $MgCl_2$，10 mmol/L KCl，and 250 mmol/L 蔗糖或购于普利莱公司）重悬，然后用 7 ml Douncing 匀浆器，A 棒匀浆 20 次后换 B 棒匀浆 40 次。将匀浆液于 4℃ 500g 离心 10 分钟，沉淀（P5）为细胞核以及未破裂的细胞。上清液（S5）于 4℃ 5000g 离心 10 分钟，得到的沉淀（P5K）即为线粒体。上清液（S5K）再次于 4℃ 50000g 离心 30 分钟，P50K 即为膜结构，上清液（S50K）为胞浆。

六、RT-PCR 实验

293 细胞（$2 \times 10^5$）转染相应质粒或处理后，用 1 ml Trizol（invitrogen）收集，提取 RNA，用 Fementas 公司的反转录试剂盒将其反转录成 cDNA，之后用 *ISG*56、*ISG*15、*RANTES*、*IFN-β* 和

60

*GAPDH* 的引物进行 PCR。

*ISG*56：正向引物：5′-acggctgcctaatttacagc-3′，反向引物：5′-agtggctgatatctgggtgc-3′

*ISG*15：正向引物：5′-atgggctgggacctgacgg-3′，反向引物：5′-ttagctccgcccgccaggct-3′

*RANTES*：正向引物：5′-atgaaggtctccgcggcacg-3′，反向引物：5′-ctagctcatctccaaaga-3′

*IFN-β*：正向引物：5′-cacgacagctctttccatga-3′，反向引物：5′-agccagtgctcgatgaatct-3′

*GAPDH*：正向引物：5′-gtcgtcgacaacggctccg-3′，反向引物：5′-attgtagaaggtgtggtgc-3′

## 七、VSV 空斑实验

293 细胞（$1 \times 10^5$）转染相应的质粒 24 小时后，用 VSV（MOI=0.1或1或10）感染 1 小时后移去培养基，用温浴的 PBS 洗三次并加入新鲜培养基。然后在相应的时间分别收集培养基。将这些含有 VSV 的培养基稀释相应倍数后，感染接种于 24 孔板的 BHK21 细胞（密度大约 80%），1 小时后移去上清液并加入 2% 甲基纤维素（2.5 g 甲基纤维素和 75 ml PBS，灭菌后溶解，再加入 25 ml PBS 和 400 ml DMEM，1% 青霉素和链霉素溶液），放置于二氧化碳培养箱。60 小时后移去甲基纤维素并加入 4% 多聚甲醛固定细胞 30 分钟，移去固定液，加入 200 μl 1% 的结晶紫（用 70% 乙醇配制）染色 30 分钟。最后进行空斑计数与统计学分析。

## 八、泛素化实验

泛素化实验分两轮进行。第一轮是非变性免疫沉淀，与"实验方法 一"中提及的免疫沉淀一样，将待检测的蛋白用 Protein G 及相应的抗体沉淀下来。第二轮免疫沉淀的步骤如下：

（1）将第一轮免疫沉淀得到的 protein G-抗体-待检测蛋白沉淀用 100 μl 1% SDS 的裂解液，震荡-离心，95℃ 处理 5 分钟，待沉淀完全变性。

（2）将上清液转移至另一个新 EP 管，加入 900μl 的不含 SDS 的裂解液将 SDS 的含量稀释到 0.1%，然后加入 protein G 和相应的抗体，在 4℃静音混合器上孵育 3 小时。

（3）将第二次免疫沉淀得到的沉淀用裂解液洗 2 次，加入 2× SDS loading buffer，于 95℃加热 10 分钟。在 SDS PAGE 胶上分离样品，转膜、封闭后用相应的抗体 Western blot 检测。

## 九、LC-MS/MS 鉴定 MITA 磷酸化位点

293 细胞（$5×10^7$）转染相应的质粒后 24 小时，裂解后用 anti-Flag sepharose 将 Flag-MITA 沉淀下来，然后用 Flag 多肽将 Flag-MITA 竞争性地从 sepharose 上洗脱下来。洗脱液通过 10 kUa 的分离柱离心，将 Flag 多肽去除，并将 Flag-MITA 浓缩。浓缩的 Flag-MITA 用胰酶消化，一部分消化产物直接通过 HPLC-ESI/MS/MS 检测磷酸化的多肽。另一部分消化产物通过磷酸化多肽试剂盒富集后，再通过质谱检测磷酸化的多肽。质谱数据通过搜索 *Homo sapiens National Center for Biotechnology Information* 的数据库，得到相应的多肽的序列信息以及磷酸化的位点。

## 十、免疫荧光与激光共聚焦显微镜观察

将盖玻片泡酸放置于 70% 乙醇中备用，MitoTracker 用 DMSO 配成 1 mmol/L 的溶液备用。分细胞时，先将盖玻片放置于 24 孔板中，然后将 293 细胞培养于含有盖玻片的 24 孔板里过夜（$2×10^4$/孔）。转染相应的表达质粒或空载体，培养 20 小时。将 MitoTracker 按 1：1000 比例加入到 24 孔板中，在培养箱中放置 30 分钟。将细胞用 4% 多聚甲醛室温固定 20 分钟，PBS 漂洗一次，加 DAPI 室温作用 5 分钟。将盖玻片盖在事先滴有 prolong antifade 的载玻片上，在 Olympus BX51 荧光显微镜 100×油镜下观察。

## 十一、非变性聚丙烯酰胺凝胶电泳

8% 的非变性聚丙烯酰胺凝胶电泳先在非变性电泳缓冲液（25 mmol/L Tris，192 mmol/L glycine，pH 8.4）中以 40 mA 预电泳 30

分钟，其中阴极槽液中另外加入 0.5% 脱氧胆酸钠。蛋白样品加入非变性样品缓冲液（62.5 mmol/l Tris-HCl, pH 6.8, 15% glycerol, 0.5% deoxycholate），20 mA 恒流电泳 1~1.5 小时，然后按照标准 Western blot 的方法检测。

## 十二、原代细胞的培养与转染

PBMC 的分离、巨噬细胞和 DC 的分化以及转染步骤如下：

### 1. PBMC 的分离

献血袋静脉抽取健康人的血液 150~200 ml，用等体积的 0.9% 的 NaCl 溶液（加肝素 5~10 u/ml）稀释血液。按 2∶1 的比例将稀释后的血液轻轻地加到含有 15 ml 淋巴细胞分离液的 50 ml 离心管里，室温 800 g 离心 20 分钟。用 2 ml 移液管小心将中间层的细胞吸出，800 g 再次离心，沉淀保存备用。上清液用等体积 0.9% 的 NaCl 溶液（加肝素 5~10 u/ml）稀释后，800 g 离心，去掉上清液，将沉淀与之前的沉淀混合。加入 10 ml 0.9% 的 NaCl 溶液（加肝素 5~10 u/ml）洗一次，用 PBS（含 0.5% BSA 和 2 mmol/L EDTA）重悬，得到 PBMC。

### 2. 单核细胞的分离

根据计数，按照 150μl anti-CD14 的磁珠/$5 \times 10^7$ PBMC/ml，在静音混合器上室温孵育 30 分钟。将磁珠-PBMC 混合液加入到事先灭菌的塑料管里，放置在试剂盒提供的磁铁上静置 5~10 分钟，直到大多数磁珠被磁铁吸附到塑料管壁上。去掉液体，加入 PBS 洗涤磁珠，再次放到磁铁旁吸附，即得到 $CD14^+$ 的单核细胞（monocytes）。将磁珠用 1 ml 的 1640 培养基（10% FBS，1% 非必需氨基酸以及 1 mmol/L 丙酮酸钠）悬浮并计数。

### 3. 巨噬细胞和 DC 的分化

将 $2 \times 10^6$~$5 \times 10^6$ 的单核细胞放入 10 cm 细胞培养皿，加入 8 ml 培养基含 rhM-CSF（50 ng/ml）（巨噬细胞分化环境）或 rhGM-CSF（50 ng/ml）和 rhIL-4（100 ng/ml）（DC 分化环境），培养 6 天，每 2~3 天换液一次。

### 4. 巨噬细胞和 DC 的转染

在分化第 6 天，将培养基移去，用细胞刮将分化好的细胞收集下来，加 1 ml 培养基重悬细胞并计数，离心去掉上清液。将试剂盒中的转染缓冲液加入到细胞中，使每 100μl 缓冲液含有 $1 \times 10^5$ ~$3 \times 10^5$ 个巨噬细胞或 $3 \times 10^5$ ~$8 \times 10^5$ 个 DC。然后分别加入待转染的质粒，在 Amaxa 电转仪中进行转染。转染巨噬细胞用 Y-10 程序，转染 DC 用 U-02 程序。将转染后的细胞转移到 48 孔板中，48 孔板中事先加入 200μl 含有相应的细胞因子的 1640 培养基。转染 24 后，加入 SeV（5μl/孔），16 小时后测荧光素酶报告基因的活性。

### 十三、$^{32}$P *in vivo* 标记细胞与放射自显影实验

293 细胞（$5 \times 10^7$）加入 SeV 刺激。2 小时后将培养基移去，用 phosphate-free 的 DMEM 洗一次，然后加入 phosphate-free DMEM（含 1% 透析的 FBS），在培养箱中培养 1 小时。然后将细胞收集起来，用 1 ml 培养基（phosphate-free DMEM，1% 透析的 FBS，20 mmol/L HEPES［pH 7.4］）重悬。加入 $^{32}$P 标记的焦磷酸（0.5 mCi/ml），在 37℃ 水浴锅中孵育 1 小时，不时上下轻轻颠倒。将细胞离心收集下来，裂解、免疫沉淀按照本节第一个实验方案进行。沉淀产物在 SDS 上跑胶分析，用磷屏在 4℃ 放射过夜，将磷屏在 typhoon 扫描仪上扫描，得到放射自显影结果。

### 十四、体外泛素化实验

按照说明书上的实验方案，将质粒加入体外转录翻译试剂盒 TNT Quick Coupled Transcription/ Translation System kit（Promega），于 30℃ 反应 1 个小时，然后将得到的蛋白产物与缓冲液、E1、E2、ATP、Bio-Ubiquitin 等按照试剂盒提供的实验方案混合 ubiquitination kit（Enzo Life Sciences），在 37℃ 反应 1.5 小时。将反应后的产物跑胶分离，用 HRP-streptavidin 检测泛素化的蛋白。

# 第三章　实验结果与讨论

## 第一节　MITA 介导的信号转导机制

### 一、研究背景与立项依据概述

如前所述,尽管抗病毒天然免疫信号转导领域的研究在近几年取得了很大进展,但仍然存在很多问题有待进一步研究。例如,我们知道 VISA 通过 TRAF6 和 TRAF2 相互作用位点招募 TRAF6 与 TRAF2,从而实现对 NF-κB 的激活,而 VISA 与 TBK1 的相互作用机制则不是完全明了(Xu et al. , 2005)。2006 年,有研究表明 TRAF3 介导 TRIF-TBK1 以及 VISA-TBK1 的相互作用,然而,在 $TRAF3^{-/-}$ MEFs 中,polyI:C 诱导的 NF-κB 的激活没有受到抑制,而 SeV 感染诱导的 IRF3 和 NF-κB 的激活都受到抑制,TRAF3 如何差异地参与 TLRs 和 RLRs 介导的信号转导也有待进一步研究(Oganesyan et al. , 2006)。2006 年,Akira 教授领导的研究小组报道了转染 B-DNA 或 polydA:dT 能模拟 DNA 病毒感染,激活 I 型干扰素的表达,这一过程依赖于 IRF3 和 TBK1,但识别这类 DNA 的受体以及介导该信号通路的接头蛋白也还不清楚(Ishii et al. , 2006)。此外,RLRs 介导 NF-kB 激活的非经典信号通路的机制是什么,PRRs 介导的信号通路中是否存在新的未知蛋白参与病毒感染诱导的 IFN-β 的表达,等等,这一系列的问题都有待进一步的研究。为了回答上述问题,我们实验室建立了一系列的筛选系统,如酵母双杂交、表达克隆筛选以及串联亲和纯化(tendam affinity purification)等。在本书中,我们以 IFN-β-或 ISRE-荧光素酶(IFN-β promoter- or ISRE-luciferase)为报告基因,利用表达克隆的研究方法筛选了人脾脏和白细胞 cDNA 表达文库，以期寻找到新的介导 IFN-β 表达的蛋白。

## 二、MITA 的鉴定与表达分析

为了寻找新的参与病毒感染激活 IFN-β 的蛋白，我们以 IFN-β-或 ISRE-荧光素酶为报告基因，筛选了人脾脏和白细胞 cDNA 表达文库中可能存在的激活 ISRE 的克隆（具体实验步骤见实验方法部分）。从筛选的脾脏文库约 $2 \times 10^5$ 个克隆中，我们得到了 7 个阳性克隆，测序结果表明这些克隆分别编码 IRF1、IRF3、IRF7 以及一个功能未知的蛋白（GenBank number NM_198282）。根据其功能，我们将这个蛋白命名为 MITA（Mediator of IRF3 Activation）。MITA 由 379 个氨基酸残基组成，与小鼠的 MITA 有约 70% 的等同性（图 15-A）。生物信息学软件预测其 N 端有 4 个跨膜结构，RNA blot 结果显示 MITA 广泛地表达于各种组织和器官，包括心脏、胸腺、脾脏等，其 mRNA 长度大约为 2.4 kb（图 15-B）。为了检测 MITA 是否表达于各种细胞，我们以 MITA（221-379）制备了小鼠和兔抗 MITA 的抗体。Western blot 结果显示细胞中 MITA 分子量大小为约 42 kUa（图 15-C）。在 293 和 A549 细胞中 MITA 表达量比较高，在 Huh7 细胞中，MITA 表达量较低（图 15-D）。

## 三、过表达 MITA 能有效激活 IRF3

为了进一步确定 MITA 激活 ISRE 的功能，我们以不同来源的 cDNA 或表达文库作为模板，将 MITA cDNA 克隆到本实验室 pRK-Flag 载体上。如图 16-A 所示，Flag-MITA 能剂量依赖式地激活 ISRE 报告基因。ISRE 是 *ISG54* 基因启动子上一段与 IRF3 结合的保守序列，因此，我们检测了 MITA 是否激活 IRF3。在 293 细胞中过表达 MITA，然后 Western blot 检测细胞核与胞浆中的 IRF3 的变化。我们发现 MITA 能诱导少量的 IRF3 向细胞核转移，与之对应的是 VISA 诱导大量的 IRF3 入核（图 16-C）。相应地，MITA 对 ISRE 的激活程度与 IRF3 相当，远低于 VISA 对 ISRE 的激活程度，尽管 MITA、IRF3 和 VISA 表达水平一致（图 16-B）。此外，报告基因实验表明，IRF3

的负显性(dominant negative)突变能抑制 MITA 对 ISRE 的激活(图 16-D)。

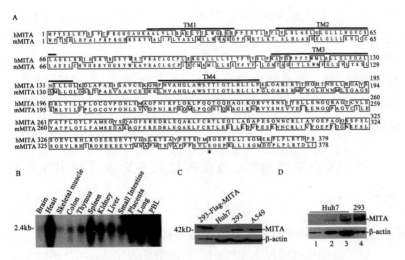

图 15　Sequence and Expression Analysis of MITA.

(A) Alignment of human and mouse MITA amino acid sequences. Four putative transmembrane regions are indicated by bold lines. The asterisk marks the serine residue of MITA whose phosphorylation is important for its function.

(B) RNA blot analysis of human MITA mRNA expression.

(C) Immunoblot analysis of human MITA expression in the indicated cell lines. Whole cell lysates from the indicated cells were analyzed by immunoblot with a mouse polyclonal antibody against human MITA (aa221-379). Ten times less lysate was loaded for the Flag-MITA transfected 293 cell sample. The experiments were repeated for three times with similar results.

(D) MITA is expressed at a low level in Huh7 cells. Huh7 cells ($2 \times 10^6$, $5 \times 10^6$, $2 \times 10^7$ from lane 1 to 3, respectively) and 293 cells ($3 \times 10^6$, lane 4) were lysed and the lysates were immunoprecipitated with rabbit anti-MITA antibody. The immunoprecipitates were analyzed with mouse anti-MITA antibody (upper panel). An aliquot of lysate was analyzed by Western blot with anti-β-actin antibody (bottom panel).

上文介绍了 IRF3 和 NF-κB 的共同激活是激活 *IFN-β* 转录的必要条件,因此,我们也检测了 MITA 是否能激活其它的报告基因。如图 16-B 所示,Flag-MITA 仅仅激活 ISRE,而不激活 *NF-κB* 和 IFN-β 启动子。作为对照,VISA 既能激活 ISRE,也能激活 NF-κB 和 IFN-β 启动子。IRF3 能特异地识别 *ISG*15 和 *ISG*56 基因上游启动子的 ISRE 位点,促进其表达。因此,我们做了 RT-PCR 实验,检测 MITA 是否诱导 IRF3 驱动的基因的表达。结果如图 16-E 所示,过表达 MITA 能有效激活 ISG15 和 ISG56 的转录,而不激活 *IFN-β* 的转录。这些实验表明过表达 MITA 激活 IRF3。

## 四、RNAi 下调 MITA 的表达抑制 SeV 诱导的 IFN-β 的表达

### (一)MITA-RNAi 的构建以及效率检测

为了检测生理状况下 MITA 的功能,我们从 Origene 公司购买了 MITA 的 RNAi 载体,分别靶向 MITA mRNA 的不同部位,并用 Western blot 检测其效率。如图 17 所示,三个 RNAi 载体均能有效抑制转染的 MITA 和内源性 MITA 的表达。

### (二)MITA-RNAi 抑制 SeV 诱导的 IRF3 的激活

由于过表达 MITA 能激活 ISRE,我们检测了下调 MITA 的表达是否会影响病毒诱导的 ISRE 的激活。如图 18-A 所示,下调 MITA 的表达能有效抑制病毒诱导的 ISRE 的激活,抑制程度与 MITA-RNAi 下调 MITA 表达的程度一致。其中,#2 RNAi 效果最好,在以下的 MITA-RNAi 实验中,我们都选取#2 RNAi(#1 RNAi 也得到了类似的结果,相关结果没有展示出来)。相应地,MITA-RNAi 也抑制病毒感染引起的 IRF3 的二聚化和磷酸化(图 18-B)。同时,在 Huh7 和 HeLa 细胞中,MITA-RNAi 也能抑制 SeV 诱导的 ISRE 的激活(图 18-C)。这些实验说明在多种细胞中,MITA 对病毒诱导 IRF3 的激活是必需的。

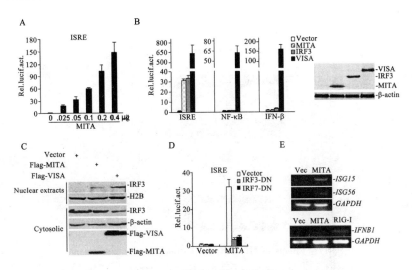

图 16　MITA Activates ISRE but not NF-κB or IFN-β Promoter.

(A) MITA activates ISRE in a dose-dependent manner in 293 cells. 293 cells ($1\times 10^5$) were transfected with ISRE plasmids (0.1μg) and the indicated amount of expression plasmid of MITA. Luciferase assays were performed 24 hours after transfection. Graphs show mean $\pm$ s. d., n=3.

(B) Comparison of MITA-, IRF3- and VISA-mediated activation of ISRE, NF-κB and the IFN-β promoter. 293 cells ($1\times 10^5$) were transfected with the indicated reporter (0.1μg) and expression (0.1μg each) plasmids. Luciferase assays were performed 20 hours after transfection. The lysate of transfected MITA, IRF3 and VISA was analyzed by immunoblot (right). Graphs show mean $\pm$ s. d., n=3.

(C) Overexpression of MITA results in IRF3 nuclear translocation. 293 cells ($2\times 10^6$) were transfected with the indicated plasmids (8μg each). About 14 hours after transfection, nuclear extracts (upper two panels) and non-nuclear fractions (bottom three panels) were prepared and analyzed with the indicated antibodies. The experiments were repeated for three times with similar results.

(D) MITA-mediated ISRE activation is inhibited by IRF3 and IRF7 mutants. Reporter assays were performed similarly as in B. Graphs show mean $\pm$ s. d., n=3.

(E) Overexpression of MITA induces expression of endogenous *ISG*15 *and ISG*56 but not *IFNB*1 in 293 cells. 293 cells ($2\times 10^5$) were transfected with the indicated expression plasmids (2μg each) for 20 hours before RT-PCR for the indicated genes was performed. The experiments were repeated for three times with similar results.

69

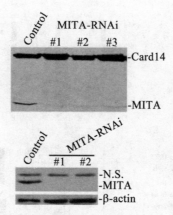

图 17　Effects of MITA-RNAi plasmids on the expression
of transfected and endogenous MITA.

In the upper panel, 293 cells ($1 \times 10^5$) were transfected with expression plasmids
for Flag-MITA and Flag-CARD14 (0.1μg each), and the indicated RNAi plasmids
(1μg). At 24 hours after transfection, cell lysates were analyzed by immunoblot
with anti-Flag. In the lower panels, 293 cells ($2 \times 10^5$) were transfected with con-
trol or MITA-RNAi plasmids (2μg each) for 24 hours. Cell lysates were then ana-
lyzed by immunoblots with the indicated antibodies. The experiments were repeated
for three times with similar results.

### (三) MITA-RNAi 抑制 SeV 诱导的 NF-κB 和 IFN-β 启动子的激活

　　由于 IRF3 和 NF-κB 的激活对 IFN-β 的转录激活非常重要,我
们也检测了 MITA-RNAi 对病毒诱导 NF-κB 和 IFN-β 启动子激活的
影响。与预期一致,MITA-RNAi 抑制 SeV 诱导的 IFN-β 启动子的激
活(图 19-A),以及依赖于 IRF3 的相关基因如 *ISG*15、*ISG*56 以及
*IFN-β* 的转录(图 19-B)。有趣的是,尽管过表达 MITA 不激活 NF-
κB(图 16-B),但是下调 MITA 的表达抑制了 SeV 诱导的 NF-κB 的激
活(图 19-C)。在平行实验中,MITA-RNAi 不影响 TNF 和 IL-1β 诱导
的 NF-κB 的激活(图 19-D)。这些实验表明,MITA 特异地参与了病
毒诱导的 NF-κB 的激活,而且对病毒诱导的相关抗病毒基因的表达
非常重要。

70

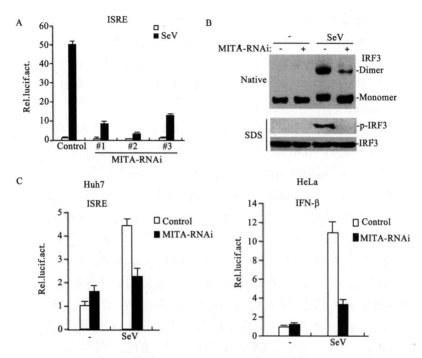

图 18　Effects of MITA-RNAi plasmids on SeV-induced activation of IRF3.

（A&C）Effects of MITA-RNAi plasmids on SeV-induced ISRE activation. 293 cells （A）, Huh7 or HeLa cells （C）（$1 \times 10^5$）were transfected with the indicated RNAi plasmids. Twenty-four hours after transfection, cells were left uninfected or infected with SeV for 8 hours before luciferase assays were performed. Graphs show mean ± s. d. , n=3.

（B）Knockdown of MITA inhibits SeV-induced IRF3 activation. 293 cells （$2 \times 10^5$）were transfected with a control or MITA-RNAi plasmid. Twelve hours after transfection, cells were selected with puromycin （1 μg/ml）for 24 hours, then infected with SeV or left uninfected for 6 hours. Cell lysates were separated by native （upper panel）or SDS （bottom two panels）PAGE and analyzed with the indicated antibodies. The experiments were repeated for three times with similar results.

## （四）MITA 参与细胞抗病毒反应

激活的 IRF3 诱导下游基因的表达,这些基因的表达产物对细胞抑制病毒复制起着非常重要的作用,因此,我们检测了 MITA 在病毒复制过程中的功能。通过 VSV 空斑实验我们发现,在 293 细胞中过表达 MITA 能剂量依赖式地抑制病毒的复制,相反地,MITA-RNAi 下调 MITA 的表达则促进了病毒的复制。在 HeLa 细胞中的实验也得到了类似的结果。这些实验表明 MITA 介导的信号转导能有效抑制病毒的复制,产生抗病毒反应。

**(五) MITA 介导胞浆 dsRNA 和 dsDNA 诱发的信号转导**

上文提到,RLRs 识别病毒感染复制的过程中产生的各种核酸(主要是 5′pppssRNA,dsRNA 和 dsDNA),起始信号转导。在研究过程中,研究者通常将 polyI:C 和 polydA:dT 转染进细胞,模拟病毒感染产生的核酸物质。与之前的报道一致,转染 polyI:C 和 polydA:dT 能有效激活 ISRE、NF-κB 和 IFN-β 启动子等报告基因,而下调 MITA 的表达则有效地抑制了 polyI:C 和 B-DNA(polydA:dT)对上述报告基因的激活(图 21)。此外,转染 polyI:C 激活的信号转导能诱导细胞处于抗病毒状态,抑制病毒的复制,下调 MITA 的表达则抑制了 polyI:C 诱导的细胞抗病毒反应(图 21-B & 图 20-C)。这些实验表明,MITA 介导了胞浆 dsRNA 和 dsDNA 诱发的信号转导,进一步证明了 MITA 介导细胞抗病毒反应。

## 五、MITA 定位于线粒体

生物信息学分析表明,MITA 的 N 端含有多个跨膜结构域,而且 MITA 参与了细胞抗病毒反应信号转导,而先前的研究表明 VISA 也是定位于线粒体的膜蛋白,也参与细胞抗病毒信号转导。因此,我们很容易想到 MITA 是否也定位于线粒体。为了回答这一问题,我们首先做了亚细胞器分离的实验,即用差速离心的方法将线粒体、膜结构以及胞浆蛋白分离开,然后用 Western blot 检测 MITA 在哪个组分中出现。如图 22 所示,MITA 仅在含有线粒体的沉淀(P5K)中有显示,在含有内质网(P50K)以及胞浆组分(S50K)中没有显示。作为对照,AIF,KDEL 以及 Caspase 3 分别仅在 P5K,P50K 和 S50K 有显示。此外,VISA 也是仅在 P5K 组分中有显示(图 22)。

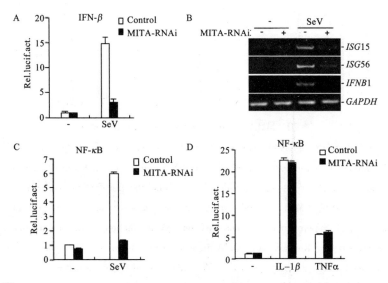

图 19   Effects of MITA-RNAi on SeV-induced NF-κB and IFN-β promoter activation.
(A&C) Effects of MITA-RNAi on SeV-induced (A) IFN-β promoter and (C) NF-κB activation. Reporter assays were performed similarly as in (Figure 18-B). Graphs show mean ± s. d. , n=3.
(B) MITA-RNAi inhibits SeV-induced expression of downstream genes. 293 cells (2×10⁵) were transfected with a control or MITA-RNAi plasmid (2μg) for 24 hours RT-PCR was performed 10 hours after SeV infection. The experiments were repeated for three times with similar results.
(D) MITA-RNAi does not inhibit TNF- or IL-1-induced NF-κB activation. 293 cells (1×10⁵) were transfected with NF-κB reporter plasmid (0. 1μg) together with a control or MITA-RNAi plasmid (1μg each). Twenty-four hours after transfection, cells were left untreated or treated with TNFα or IL-1β (20 ng/ml) for 8 hours before luciferase assays were performed. Graphs show mean ± s. d. , n=3.

为了进一步证明 MITA 的线粒体定位,我们构建了 GFP-MITA (GFP 标签在 MITA 的 N 端)或 MITA-GFP(GFP 标签在 MITA 的 C 端)载体,转染 293 细胞后在共聚焦显微镜下观察。如图 23-A 所示,GFP-MITA 或 MITA-GFP 均与线粒体特异的染料 Mito Tracker Red 有

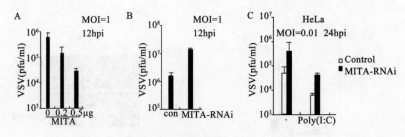

图 20　MITA regulates cellular antiviral response.

（A-C）Effects of MITA on cellular antiviral responses. （A）. Overexpression of MI-TA inhibits VSV replication. 293 cells（$1\times10^5$）were transfected with the indicated amount of MITA expression plasmids. At 24 hours after transfection, cells were in-fected with VSV（MOI = 1）and supernatants were harvested at 12 hours post infec-tion（hpi）. Supernatants were analyzed for VSV production using standard plaque assays.（B-C）. Knockdown of MITA increases VSV replication. Plaque assays were performed as in（A）, except that MITA-RNAi plasmid（1μg）was used

（C）. MITA-RNAi inhibits cytoplasmic polyI:C-triggered antiviral responses in HeLa cells. HeLa cells（$2\times10^5$）were transfected with a control or MITA-RNAi plasmid （1μg each）. Thirty-six hours after transfection, cells were further transfected with polyI:C（10μg）or buffer. Twelve hours later, cells were infected with VSV（MOI = 0.01）and supernatants were harvested at 24 hours after infection for plaque assays. Graphs show mean $\pm$ s. d. , n=3.

共定位。为了寻找 MITA 靶向线粒体的定位序列,我们构建了一系列 GFP-MITA 的缺失突变,转染 293 细胞后在共聚焦显微镜下观察。如图 23-B 所示,GFP-MITA(aa111~379)与 Mito Tracker Red 有共定位,而 GFP-MITA（aa151~379）与 Mito Tracker Red 没有共定位,表明 MITA 的 N 端第三个跨膜结构域(aa111~135)对 MITA 线粒体定位非常重要。这些实验结果表明,MITA 定位在线粒体上,其中第三个跨膜结构负责将 MITA 靶向线粒体。

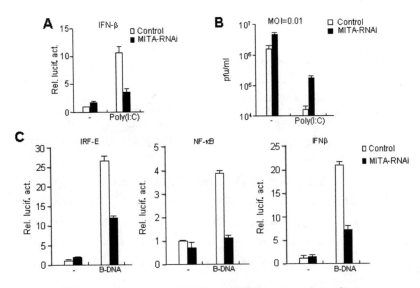

图 21　MITA mediates dsRNA- and dsDNA-triggered signaling.

（A）Effects of MITA-RNAi plasmid on cytoplasmic polyI∶C-triggered activation of IFN-β promoter. 293 cells（$1 \times 10^5$）were transfected with IFN-β promoter luciferase reporter plasmid（0.05μg）and a control or MITA-RNAi plasmid（1μg each）as indicated. Thirty-six hours after transfection, cells were further transfected with polyI∶C（5μg）or buffer by Lipofectamine for 12 hours before luciferase assays were performed.

（B）MITA-RNAi inhibits cytoplasmic polyI∶C-triggered antiviral responses. 293 cells（$2 \times 10^5$）were transfected with a control or MITA-RNAi plasmid（1μg each）. Thirty-six hours after transfection, cells were further transfected with polyI∶C（10μg）or buffer. Twelve hours later, cells were infected with VSV（MOI = 0.01）and supernatants were harvested at 24 hours after infection for plaque assays.

（C）Effects of MITA-RNAi plasmid on B-DNA-triggered activation of ISRE, NF-κB and the IFN-β promoter. 293 cells（$1 \times 10^5$）were transfected with the indicated reporter plasmid（0.05μg）and a control（empty bars）or MITA-RNAi（filled bars）plasmid（1μg each）. Thirty-six hours after transfection, cells were further transfected with B-DNA（1μg）or buffer by Lipofectamine 2000 for 12 hours before luciferase assays were performed.

75

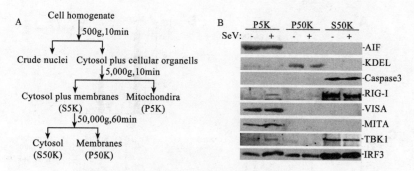

图 22　Biochemical analysis of MITA localization.

(A-B) Cell fractionation and immunoblot analysis of the subcellular fractions. Cell fractionation strategy is shown in (A). 293 cells were infected with SeV or left uninfected for 2 hours and cell fractions were analyzed by immunoblots with the indicated antibodies (B). The experiments were repeated for three times with similar results.

　　VISA 定位在线粒体外膜上,那么 MITA 是否也定位在线粒体外膜呢? 为了回答这一问题,我们做了密度梯度离心实验和胰酶保护实验。首先将线粒体分离出来,一部分超声破碎后在 0.4 ~ 1.8 mol/L非连续密度的蔗糖溶液中 100000g 离心 2 小时,将各个密度的蔗糖溶液中的蛋白沉淀下来,然后再用 Western blot 检测;另一部分用 30 ~ 50μl NH$_4$HCO$_3$(50 mmol/L,pH = 8.0)溶液重悬,加入 5μmol/L 胰酶 37℃孵育 1 小时,裂解线粒体后用 Western blot 检测。如图 24-A 所示,与 VISA 的分布类似,MITA 在所检测的各个密度组分中都被检测到,而线粒体内膜蛋白 COX4 只在高密度组分(1.0 ~ 1.8 mol/L)中检测到。同时,胰酶处理后,VISA 与 MITA 均检测不到,作为对照,线粒体内膜蛋白 COX4 则不受影响(图 24-B)。这些实验充分说明,与 VISA 一样,MITA 也定位在线粒体外膜。

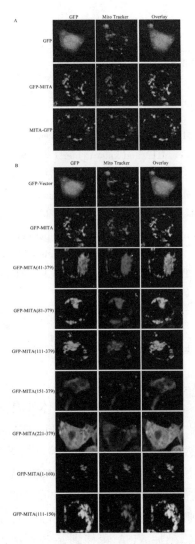

图 23 Immunoflorescent confocal microscopy analysis of MITA localization.
(A) Confocal microscopy of the cellular localization of MITA. 293 cells were trans-
fected with GFP control, N-terminal (GFP-MITA) or C-terminal (MITA-GFP)
GFP-tagged MITA. Transfected cells were stained with the MitoTracker Red and ob-
served by confocal microscopy.
(B) AA111-150 is critical for MITA localization to mitochondria.

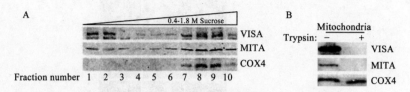

图 24　MITA is localized to the outer-membrane of mitochodria.

（A）Immunoblotting of MITA and known outer（MAVS）and inner（COX4）mitochondrial proteins in sonicated mitochondria fractions. The purified mitochondria were supercentrifuged（100,000 g）on discontinuous sucrose density buffer for 2 hours before fractions were isolated and Western blot was performed.

（B）MITA is sensitive to trypsin treatment. The purified mitochondria were treated with trypsin（5μM）or left untreated and then analyzed by immunoblots with the indicated antibodies. The experiments were repeated for three times with similar results.


## 六、MITA 与 VISA、RIG-I 相互作用

### （一）MITA 与 VISA 相互作用

既然 MITA 与 VISA 都定位于线粒体外膜,接下来我们检测了 VISA 与 MITA 是否相互作用。首先将 Flag-MITA 与 HA-VISA 瞬时转染 293 细胞,然后进行免疫共沉淀实验。如图 25-A 所示,MITA 与 VISA 能相互作用。为了检测内源性的 MITA-VISA 是否相互作用,我们做了内源性免疫沉淀实验。结果表明,MITA 持续性地与 VISA 相互作用,病毒刺激能增强 MITA-VISA 的相互作用(图 25-B)。有研究表明,病毒感染后 VISA 转移到某些不溶的组分中(insoluble fraction),同样地,我们也发现病毒感染使 MITA 转移到抗去垢剂的不溶组分中(Triton X100- resistant insoluble fraction)(图 25-C)。

### （二）MITA 与 VISA 相互作用区域的确定

为了确定 MITA 与 VISA 的相互作用区域,我们构建了 MITA 一系列的缺失突变载体。通过瞬时转染和免疫共沉淀实验,我们发现 VISA C 端含有跨膜结构域的部分 VISA(360～540)与 MITA 有相互

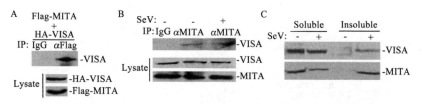

图 25　MITA is associated with VISA.

（A）MITA interacts with VISA. 293 cells（$2\times10^6$）were transfected with the indicated plasmids（8μg each）. Cell lysates were immunoprecipitated with anti-Flag or control IgG. The immunoprecipitates were analyzed by immunoblot with anti-HA（top panel）. The expression of the transfected proteins were analyzed by immunoblots with anti-HA and anti-Flag（middle and bottom panels）respectively.

（B）MITA interacts with VISA in untransfected cells. 293 cells（$1\times10^8$）were infected with SeV or left uninfected for 2 hours. Cells were lysed and immunoprecipitation and immunoblot analysis were performed with the indicated antibodies.

（C）MITA translocates to detergent insoluble membrane fraction. The mitochondrial fraction（P5K）was isolated from SeV-infected or uninfected 293 cells（$1\times10^7$）and was treated with homogenization buffer containing 0.35% Triton X-100 for 5 minutes. The detergent soluble and insoluble fractions were analyzed with the indicated antibodies.

作用；而 MITA aa111～150 的部分对介导 MITA-VISA 相互作用非常重要（图 26-A & B）。有趣的是，VISA（360～540）能有效激活 ISRE（Xu et al. , 2005），MITA aa111～150 负责介导 MITA 线粒体定位（图 23-B）。同时，我们发现 MITA 自身能发生多聚化，而 aa111～150 对介导自身多聚化非常重要（图 26-C-E）。暗示着 MITA 第三个跨膜结构域扮演着多种角色。

### （三）MITA 在 VISA 下游介导信号转导

既然 MITA 和 VISA 都介导病毒诱导 I 型干扰素表达的信号转导，那么它们介导信号转导的上下游关系怎样？在报告基因实验中，我们发现 RNAi 下调 VISA 的表达并不影响 MITA 对 ISRE 的激活，作为对照，VISA 上游的蛋白 RIG-I 介导的 ISRE 的激活受到了抑制。

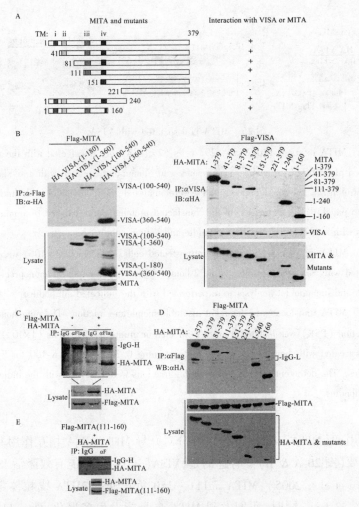

图 26　Domain mapping of the VISA-MITA and MITA-MITA association.

(A) A schematic presentation of full-length MITA and its mutants (left) and their abilities to interact with full-length VISA or MITA (right).

(B) Domain mapping of the VISA-MITA interaction. The experiments were performed similarly as in Figure 25 A.

(C-E) MITA oligomerizes through aa111-160. The experiments were performed as in Figure 25 A.

相反,下调 MITA 的表达则抑制了 VISA 对 ISRE 的激活,作为对照,TBK1 或 TRIF 介导的 ISRE 的激活没有受到影响(图27)。这些结果表明,VISA 通过 MITA 介导信号转导。

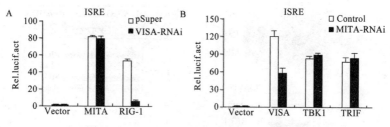

图 27　MITA functions downstream of VISA.

(A) VISA RNAi inhibits RIG-I- but not MITA-mediated ISRE activation. 293 cells ($1\times10^5$) were transfected with the indicated plasmids (1μg each). Luciferase assays were performed 24 hours after transfection. Graphs show mean ± s. d., n=3.

(B) Knockdown of MITA inhibits VISA- but not TRIF- and TBK1-mediated signaling. 293 cells ($1\times10^5$) were firstly transfected with a MITA RNAi or control plasmid (1μg). One day later, cells were selected with puromycin (1μg/ml) for 24 hours and then re-transfected with ISRE luciferase and the indicated expression plasmids (0.1μg each). Luciferase assays were performed 24 hours after the second transfection. Graphs show mean ± s. d., n=3.

## (四)MITA-RIG-I 相互作用依赖于病毒感染

VISA 作为接头蛋白,介导 RLRs 诱发的信号转导,接下来我们检测了 MITA 与 RIG-I 的关系。在瞬时转染-免疫共沉淀实验中,MITA 与 RIG-I 有相互作用,VISA 的表达能显著增强 RIG-I-MITA 的相互作用。在内源性免疫沉淀实验中,我们发现,生理状况下 RIG-I 与 MITA 并没有明显的相互作用,病毒感染能诱导 RIG-I 与 MITA 的相互作用,而降低 VISA 的表达明显地削弱了 RIG-I 与 MITA 的相互作用(图28)。同时,我们在病毒感染后的线粒体组分中检测到少量的 RIG-I(图22-B)。这些实验结果表明,病毒感染后 RIG-I 通过 VISA 与 MITA 相互作用,在线粒体外膜形成 RIG-I-VISA-MITA 复合物。

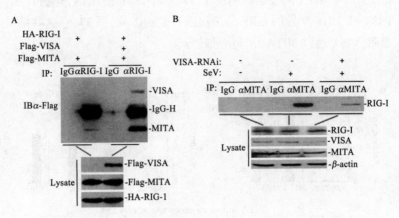

图 28    RIG-I is recuited to interact with MITA through VISA.

(A) VISA mediates the interaction between RIG-I and MITA. 293 cells ($2\times10^{6}$) were transfected with the indicated plasmids (8μg each). Twenty hours after transfection, immunoprecipitation and immunoblot analysis were performed with the indicated antibodies.

(B) MITA is associated with RIG-I through VISA. 293 cells were left untransfected or transfected with VISA RNAi plasmid. The cells were then treated with SeV or left untreated for 2 hours before immunoprecipitation and Western blot analysis were performed with the indicated antibodies.

## 七、MITA 作为支架蛋白促进 TBK1-IRF3 的相互作用

### (一) MITA 与 TBK1、TRAF3 和 IRF3 相互作用

前文提到,TBK1、TRAF3、TRADD、FADD 以及 RIP1 都参与了 VISA 对 IRF3 的激活。于是,我们检测了 MITA 是否与上述蛋白相互作用。首先,我们发现 MITA 与 IRF3/IRF7, TBK1/IKKε 以及 TRAF3 有相互作用,作为对照,MITA 不与 IRF9、IKKα、TRADD、RIP1 和 FADD 相互作用(图 29-A)。内源性免疫沉淀实验结果表明,MITA 与 IRF3 持续性相互作用,病毒感染能增强 MITA-IRF3 的相互作用;MITA 与 TBK1 的相互作用则依赖于病毒感染(图 29-B)。相应地,我们在线粒体组分检测到 IRF3(无论病毒感染与否)以及少量的

82

TBK1(病毒感染后)(图 22-B)。有意思的是,尽管病毒感染前后线粒体上都有 IRF3 的存在,磷酸化的 IRF3 则仅仅在病毒感染后的线粒体组分中检测到(图 29-C)。这些实验表明病毒感染使 TBK1 与线粒体上的 MITA-IRF3 复合物的相互作用,促进 TBK1 对 IRF3 的磷酸化。

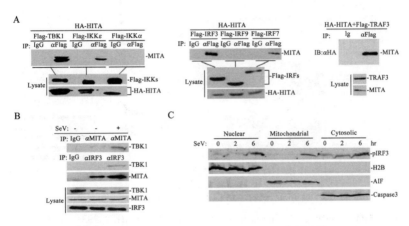

图 29 MITA interacts with TBK1, IRF3 and TRAF3.

(A) MITA is associated with TBK1 and IKKε (left panels), IRF3 and IRF7 (middle panels) and TRAF3 (right panels). 293 cells ($2 \times 10^6$) were transfected with the indicated plasmids (8μg each). Twenty hours after transfection, immunoprecipitation and immunoblot analysis were performed with the indicated antibodies.

(B) Endogenous association of MITA with TBK1 and IRF3. 293 cells ($1 \times 10^8$) were infected with SeV or left untreated for 2 hours as indicated before coimmunoprecipitation experiments were performed.

(C) SeV infection results in redistribution of phospho-IRF3 in different cell fractions. 293 cells ($5 \times 10^7$) were infected with SeV or left untreated for the indicated time points. Nuclear extracts and cell fractions were prepared and Immunoblot was performed with the indicated antibodies.

## (二)MITA 介导 VISA-TBK1-IRF3 相互作用

TBK1 和 IRF3 均在 VISA 下游介导信号转导,而 MITA 也在 VISA 下游介导信号转导,那么 MITA 与 TBK1 以及 IRF3 的上下游关系又是怎样的呢？过表达 MITA 能增强 TBK1-IRF3 的相互作用,以及 IRF3 的磷酸化(图 30-A)。反过来,下调 MITA 的表达则削弱了 TBK1-IRF3、VISA-TBK1 以及 VISA-IRF3 的相互作用(图 30-B),说明病毒感染后,MITA 作为支架蛋白,介导 VISA-TBK1-IRF3 的形成稳定的复合物从而介导信号转导。

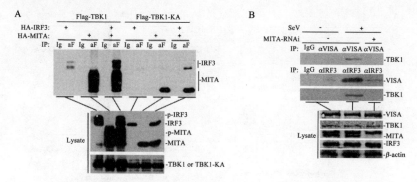

图 30　MITA links IRF3 and TBK1 to the VISA-associated complex.
(A) MITA enhances the interaction between TBK1 and IRF3. 293 cells ($2 \times 10^6$) were transfected with the indicated plasmids (8μg each). Twenty hours after transfection, immunoprecipitation and immunoblot analysis were performed with the indicated antibodies.
(B) Knockdown of MITA impairs viral infection-induced recruitment of TBK1 and IRF3 to VISA. 293 cells ($1 \times 10^8$) were transfected with control or MITA RNAi plasmid. Twenty-four hours after transfection, cells were left uninfected or infected with SeV for 2 hours before immunoprecipitation and immunoblot analysis were performed.

## (三) MITA 与 TBK1 和 IRF3 相互作用区域的确定

接下来我们通过瞬时转染和免疫共沉淀实验确定了 MITA 与 TBK1、IRF3 的相互作用区域。如图 31 所示,MITA(81～379)能与 TBK1 以及 IRF3 相互作用,并促进 TBK1-IRF3 相互作用(图 31-A-C)。有趣的是,MITA(81～379)能有效激活 ISRE,而 MITA(111～379)既不能促进 TBK1-IRF3 相互作用,也不能激活 ISRE(图 31-D)。表明 MITA

介于第二个和第三个跨膜结构域之间的区域对 MITA 介导 TBK1-IRF3
的相互作用以及 MITA 介导信号转导的功能非常重要。

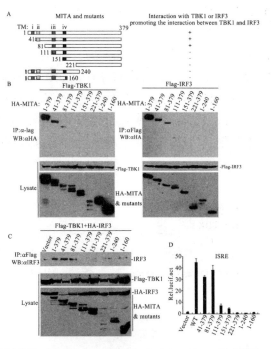

图 31　AA81-379 of MITA is critical for its interaction with TBK1 and IRF3.

（A）A schematic presentation of full-length MITA and its truncation mutants（left）
and their abilities to interact with and enhance the interaction between TBK1 and
IRF3（right）.

（B）MITA interacts with TBK1（left）and IRF3（right）through the aa81-379 re-
gion. 293 cells（$2 \times 10^6$）were transfected with the indicated plasmids（8μg each）.
Immunoprecipitation and Western blot analysis were performed with the indicated an-
tibodies.

（C）AA81-379 of MITA enhances the interaction between TBK1 and IRF3. Immuno-
precipitation and Western blots were performed as described in（B）except that the
immunoprecipitants were analyzed by the anti-IRF3 antibody.

（D）Domain mapping of MITA-mediated IRF-E activation. Reporter assays were
performed as in Figure 16B. Graphs show mean ± s. d. , n = 3.

## 八、TBK1 介导 MITA 的磷酸化促进 MITA 对 IRF3 的激活

### (一) TBK1 介导 MITA 的磷酸化

在免疫共沉淀实验中,我们发现 TBK1 促进 MITA 迁移到高分子量区域,而激酶活性缺失的 TBK1(K38A)则没有此功能(图 30-A)。联系到 TBK1 是一个丝氨酸/苏氨酸蛋白激酶,我们推测可能 TBK1 磷酸化了 MITA。为了验证这一猜想,我们将 HA-TBK1 与 Flag-MITA 共转染 293 细胞,用 anti-Flag sepharose 将 Flag-MITA 沉淀下来,用 CIP(calf intestine phosphotase)处理后,再 Western blot 检测。结果表明,CIP 处理使迁移到高分子量区域的 MITA 量减少(图 32),这表明 TBK1 磷酸化 MITA。

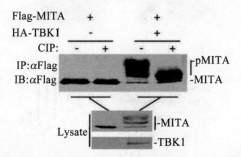

图 32   Phosphorylation of MITA by TBK1 is abolished by calf intestine phosphatase (CIP)

treatment. 293 cells ($2 \times 10^6$) were transfected with the indicated plasmids (8μg each). Cell lysates were immunoprecipitated with anti-Flag. The immunoprecipitates were treated with buffer or CIP and analyzed by immunoblot with anti-Flag (upper panel). Expression of the transfected proteins were analyzed by immunoblots with anti-Flag (middle panel) or anti-HA (bottom panel).

### (二) MITA 磷酸化位点的确定

我们利用生物信息学软件(NetPhos program)分析了 MITA 可能的磷酸化位点,并分别将相应的丝氨酸突变为丙氨酸,然后再检测 TBK1 是否能使这些突变迁移到高分子量区域。如图 33-A 所示,与

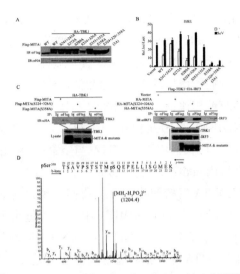

图33 Mapping of the phosphorylation sites of MITA.

(A) Mutation analysis of potential TBK1 phosphorylation sites. 293 cells were transfected with the indicated plasmids and immunoblot analysis was performed with the indicated antibodies.

(B) Effects of the MITA mutants on SeV-induced IRF-E activation. 293 cells ($1\times 10^5$) were transfected with the indicated plasmids (0.5μg each). Twenty-four hours after transfection, cells were infected with SeV or left uninfected for 8 hours before luciferase assays were performed. Graphs show mean $\pm$ s. d. , n=3.

(C) MITA (S358A) has reduced ability to interact with TBK1 and to promote TBK1-IRF3 interaction. 293 cells ($2\times 10^6$) were transfected with the indicated plasmids (8μg each). Twenty hours after transfection, immunoprecipitation and Western blot analysis were performed with the indicated antibodies.

(D) Identification of Ser358 as TBK1-targeted phosphorylation site by mass spectrometry analysis. 293 cells ($5\times 10^7$) were transfected with Flag-MITA and HA-TBK1 or an empty control plasmid. Overexpressed Flag-MITA was purified by anti-Flag antibody affinity gel and eluted with Flag peptides. The eluted Flag-MITA protein was digested by trypsin. The tryptic peptides were analyzed by HPLC-ESI/MS/MS with a Thermo Finnigan LTQ adapted for nanospray ionization. The tandem spectra were searched against *H. sapiens* NCBI reference database using the SEQUEST. Results is filtered by Xcorr +1>1.9, +2>2.2, +3>3.5 sp>500, Deltcn>0.1, Rsp<=5.

野生型 MITA 相比,MITA(S324/326A)或 MITA(S358A)的迁移明显降低。有趣的是, MITA (S324/326A) 仍然激活 ISRE,而 MITA (S358A)不仅不激活 ISRE,反而作为一种负显性突变(dominant negative mutant)抑制病毒诱导的 ISRE 的激活(图 33-B)。与之一致的是,与野生型 MITA 相比,MITA(S358A)与 TBK1 相互作用减弱,也不能促进 TBK1-IRF3 的相互作用(图 33-C)。为了确定 S358 是 TBK1 的磷酸化位点,我们将 Flag-MITA 与空载体或 HA-TBK1 供转染 293 细胞,然后用 anti-Flag sepharose 将 Flag-MITA 沉淀下来,通过 LC-MS/MS 鉴定 MITA 的磷酸化位点。我们发现含有 pS358 的肽段仅在共转染了 HA-TBK1 的 Flag-MITA 组分中大量出现(图 33-D)。这些实验结果说明,TBK1 介导 MITA 第 358 位的丝氨酸发生磷酸化,这一磷酸化对 MITA 介导信号转导反应非常重要。

**(三)$^{32}$P *in vivo* 标记确定 MITA 的磷酸化**

为了直接检测 MITA 的磷酸化,我们做了$^{32}$P *in vivo* 标记实验。具体实验方案见第二章的实验方法。如图 34-A 所示,在没有病毒感染的情况下,MITA 本底已经被磷酸化,病毒感染后 MITA 磷酸化显著增强。将 MITA 可能的磷酸化位点突变后(S324/326/358A)抑制了病毒诱导的 MITA 的磷酸化(图 34-B)。同时,共转染 TBK1 (K38A)抑制了 MITA 的磷酸化,表明 TBK1 介导了病毒诱导的 MITA 的磷酸化。在野生型 MEF 细胞中,MITA 能有效激活 ISRE,而在 *TBK1*$^{-/-}$ MEF 细胞中,MITA 并不能激活 ISRE;作为对照,在 *TBK1*$^{-/-}$ MEF 细胞中同时转入 MITA 和 TBK1 则有效激活 ISRE,表明 TBK1 对 MITA 介导信号转导非常重要(图 34-C)。这些实验结果说明,病毒诱导 TBK1-MITA 相互作用,TBK1 磷酸化 MITA,促进 MITA 介导信号转导。

## 九、小结与讨论

### (一)小结

通过表达克隆筛选参与病毒感染诱导 I 型干扰素表达的蛋白,我们发现 MITA 能有效激活转录因子 IRF3 而不激活 NF-κB。RNAi

88

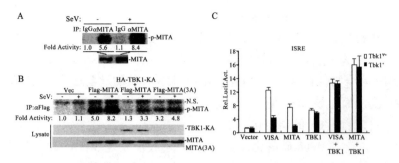

图34 SeV-induced phosphorylation of MITA is mediated by TBK1

（A）Endogenous MITA is phosphorylated in vivo. 293 cells（$2\times10^7$）were treated with SeV or left untreated for 2 hours and then labeled with $^{32}$P orthophosphate. The cell lysates were immunoprecipitated with anti-MITA antibody or control IgG. The immunoprecipitates were analyzed by SDS-PAGE and autoradiography（upper panel）. The level of phosphorylation of MITA was quantitated by the Bio-Rad Quantity One program and fold activity was shown. Expression of MITA protein was detected by immunoblot analysis（lower panel）.

（B）Phosphorylation of MITA is blocked by TBK1-KA mutant. 293 cells（$1\times10^7$）were transfected with the indicated expression plasmids（8μg each）for 20 hours, treated with SeV or left untreated for 2 hours and then labeled with $^{32}$P orthophosphate. The cell lysates were immunoprecipitated with anti-Flag. The immunoprecipitates were analyzed and MITA phosphorylation was quantitated as in（A）（upper panel）. Expression of transfected proteins was detected by immunoblot analysis with anti-HA（middle panel）or anti-Flag（lower panel）.

（C）MITA activates ISRE in wild-type but not *TBK1*$^{-/-}$ mouse embryonic fibroblasts（MEFs）. MEFs（$1\times10^5$）were transfected with the indicated plasmids（1μg each）and an ISRE reporter plasmids（0.2μg）. Reporter assays were performed 24 hours after transfection. Graphs show mean±s. d. ,n=3.

下调 MITA 的表达则抑制病毒诱导的 IRF3 和 NF-κB 的激活、*IFN-β* 等抗病毒基因的表达以及细胞抗病毒反应。MITA 的 N 端含有多个跨膜结构域,并定位在线粒体外膜上;其中第三个跨膜结构域（aa111～150）负责其线粒体定位、与 VISA 相互作用以及自身的多聚化;第二个跨膜结构与第三个跨膜结构之间的部分（aa81～110）

89

对促进 TBK1-IRF3 相互作用是必需的。内源性免疫沉淀实验表明,MITA 持续性地与 VISA 和 IRF3 相互作用,病毒感染后,MITA 将 TBK1 招募至线粒体,同时通过自身多聚化形成 VISA-MITA-TBK1-IRF3 复合物。在这一复合物中,MITA 第 358 位的丝氨酸被 TBK1 磷酸化,从而介导 IRF3 的磷酸化激活。

### (二)MITA 的磷酸化

在确定 MITA 磷酸化位点的过程中,我们发现 MITA(3A)依然能被 TBK1 磷酸化。此外,$^{32}$P 标记实验表明病毒感染能增强 MITA(3A)的磷酸化,但是其磷酸化程度大大低于野生型 MITA 的磷酸化程度。这说明病毒感染后,除了 MITA Ser324、Ser326 以及 Ser358 被 TBK1 磷酸化外,还存在其它被磷酸化的位点,而 Ser324、Ser326 以及 Ser358 三个位点的磷酸化对其它位点的磷酸化非常重要。在 LC-MS/MS 实验过程中,我们除了检测到 Ser358 被磷酸化外,还发现了另外的被磷酸化的位点,其机制以及功能上的意义还需要以后进一步研究。

在没有病毒感染刺激的情况下,MITA 和 MITA(3A)都有少量的磷酸化,但是 MITA(3A)的磷酸化程度明显低于 MITA,表明 Ser324、Ser326 以及 Ser358 对 MITA 本底的磷酸化也有影响,其中的机制还不清楚,需要对其晶体结构进一步研究。此外,TBK1(K38A)抑制 MITA 本底磷酸化水平,暗示着 TBK1(K38A)也许通过竞争性地与 MITA 相互作用,从而抑制 MITA 被其它的激酶磷酸化,这一推测还有赖于参与 MITA 磷酸化的蛋白的鉴定。

### (三)MITA 与 IKKε、IRF7 相互作用的意义

IKKε 是一个与 TBK1 在结构和功能上都类似的蛋白,其中 TBK1 在大多数细胞中持续表达,而 IKKε 的表达仅局限于某些特定类型的细胞如 BMDM,在其它细胞中其表达受外界刺激如病毒感染的诱导。对 IKKε 和 TBK1 敲除小鼠的研究表明,在大多数细胞类型中 TBK1 磷酸化 IRF3,而在 BMDM(bone-marrow derived macrophage)中,IKKε 与 TBK1 功能上冗余,都能磷酸化 IRF3。此外,IKKε 还被报道磷酸化 STAT1 从而介导 I 型干扰素引发的信号转导。我们发现 IKKε 也能磷酸化 MITA,MITA 也能促进 IKKε 与 IRF3 的相互作用。

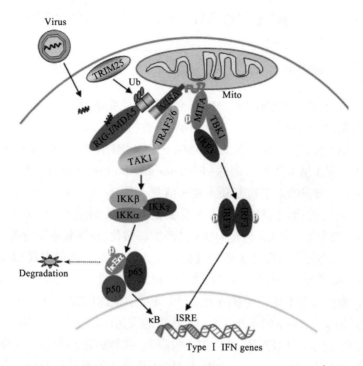

图35 MITA 与 VISA 介导的 I 型干扰素表达机制的模式图

因此,我们推测在病毒感染早期 MITA 介导 TBK1 与 IRF3 的相互作用,随着病毒感染时间的增加,IKKε 被诱导,MITA 介导 IKKε 与 IRF3 的相互作用。

尽管 MITA 作为支架蛋白对病毒感染诱导的内源 TBK1/IKKε-IRF3 相互作用非常重要,但是下调 MITA 的表达并不抑制过表达的 TBK1/IKKε 对 IRF3 的激活。可能由于 TBK1/IKKε 过量表达产生的大量的 TBK1 能直接磷酸化 IRF3,而不需要 MITA 的参与。与之一致的是,体外结合和磷酸化实验表明,TBK1 能直接与 IRF3 相互作用并磷酸化 IRF3。

# 第二节　RNF5 对 MITA 介导信号转导的调节

## 一、研究背景和立项依据概述

上述研究工作阐明了 MITA 介导病毒感染诱导 I 型干扰素表达的机制,几乎在同一时间,美国 Barber 教授领导的实验室也报道了该蛋白的发现,将其命名为 STING,STING/MITA 在 VISA 下游介导病毒诱导 I 型干扰素的表达(Ishikawa and Barber,2008)。然而,对于 MITA 自身的调节机制还不是很清楚。

我们的研究表明,在没有受到病毒感染的情况下,MITA 与 TBK1 没有相互作用,但是 MITA 已经被磷酸化,在该状态下介导 MITA 磷酸化的蛋白有待于研究者们去发现。在实验过程中我们发现 MITA 除了被磷酸化外,还被泛素化(相关数据没有被展示),蛋白转录后的修饰对 I 型干扰素的表达非常重要,如 TRIM25 和 RNF135 泛素化 RIG-I 激活 RIG-I 介导 I 型干扰素的表达(Gao et al.,2009),而 RBCK1 泛素化 IRF3 并诱导 IRF3 的降解,抑制病毒感染诱导 I 型干扰素的表达(Zhang et al.,2008),MITA 泛素化的意义以及介导发生泛素化的机制也还不清楚。此外,哪些未知的蛋白与 MITA 相互作用,其与 MITA 相互作用的生理意义又是怎样的等等。为了回答上述问题,我们以全长的 MITA 为"诱饵"蛋白做了酵母双杂交筛选,同时建立了稳定转染 MITA-CBP-SBP 的 293 细胞系,做了串联亲和纯化-质谱检测实验,以期寻找到 MITA 的相互作用蛋白,并探求其生理意义以及机制。

## 二、RNF5 是 MITA 相互作用蛋白

### (一)MITA 相互作用蛋白的鉴定

为了鉴定未知的与 MITA 相互作用的蛋白并研究其功能和机制,我们以全长的 MITA 作为诱饵蛋白,进行酵母双杂交实验,同时我们建立了稳定转染 MITA-CBP-SBP 的 293 细胞系,做了串联亲和纯化-质谱检测实验(相关数据没有展示)。在酵母双杂交实验中,我

们一共筛选了 $2×10^6$ 个克隆,得到 35 个 β-gal 阳性克隆。经 PCR-测序鉴定,我们发现有两个克隆编码 E3 泛素连接酶 RNF5,其中一个编码全长的 RNF5,另一个编码 aa20～180,暗示着 RNF5 是一个潜在的 MITA 相互作用蛋白。RNF5 由 180 个氨基酸残基组成,N 端含有 RING 结构域,C 端含有一个跨膜结构域。先前的研究表明 RNF5 在内质网上促进非正常蛋白质的降解以及调控细胞迁移,同时也有证据暗示 RNF5 在癌症发生以及肌肉退化等疾病中发挥着重要作用,但 RNF5 在细胞抗病毒反应信号转导过程中的作用未见到相关报道 ( Bromberg et al. , 2007;Didier et al. , 2003;Younger et al. , 2006)。

**(二) RNF5 与 MITA 相互作用**

为了排除假阳性,我们首先检测了 RNF5 与 MITA 在哺乳动物细胞中是否存在相互作用。如图 36-B 所示,RNF5 与 MITA 持续地相互作用。内源性免疫共沉淀实验表明,RNF5-MITA 的相互作用依赖于病毒感染(图 36-D)。接下来我们确定了 RNF5 与 MITA 的相互作用结构域。如图 36-B & C 所示,RNF5 缺少 C 端跨膜结构域的突变并不能与 MITA 相互作用,而 MITA 缺少第三个跨膜结构域(aa111～150)的突变也不能与 RNF5 相互作用;有趣的是,MITA (aa111～150)负责 MITA 的线粒体定位(图 23-B)。这些实验表明 RNF5-MITA 的相互作用依赖于负责其亚细胞定位的跨膜结构域。

**(三) RNF5 与 RIG-I、VISA 和 TRAF3 相互作用**

为了检测 RNF5 是否与介导抗病毒信号转导的其它分子有相互作用,接下来我们将介导细胞抗病毒反应信号转导的质粒与 Flag-RNF5 质粒共转染 293 细胞,然后以免疫共沉淀和 Western blot 检测它们之间的相互作用。如图 37 所示,RNF5 与 RIG-I、VISA、TRAF3 和 TRADD 相互作用,与 FADD、RIP1、TRAF6、TBK1 和 IRF3 没有相互作用。有趣的是,MITA 也与 RIG-I、VISA 和 TRAF3 相互作用,而与 RIP1 和 TRAF6 没有相互作用(图 29),这一结果与 MITA-RNF5 的相互作用一致,也暗示着 RNF5 在细胞抗病毒反应信号通路中扮演重要角色。

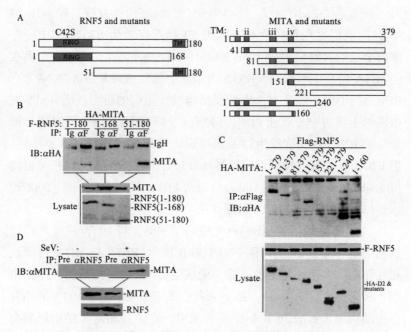

图 36 RNF5 Interacts with MITA.

（A）A schematic presentation of full-length RNF5, MITA and their mutants. RING, ring-finger domain；TM, transmembrane domain.

（B）RNF5 interacts with MITA through its transmembrane domain. 293 cells $(2\times10^6)$ were transfected with the indicated plasmids （5μg each）. Co-immunoprecipitations were performed with anti-Flag or control IgG. Immunoblot analysis was performed with anti-HA （upper panel）. Expression levels of the proteins were analyzed by immunoblot analysis of the lysates with anti-HA and anti-Flag （lower panels）.

（C）MITA is associated with RNF5 through its third transmembrane domain. Experiments were performed similarly as in （B）.

（D）Effect of viral infection on endogenous MITA-RNF5 interaction. 293 cells $(5\times10^7)$ were left uninfected or infected with SeV for 6 hours. The cells were lysed and the lysates were immunoprecipitated with anti-RNF5 or control serum. The immunoprecipitates were analyzed by immunoblot with anti-MITA （upper panel）. The expression levels of the endogenous proteins were detected by immunoblot analysis with anti-MITA and anti-RNF5 （lower panels）.

94

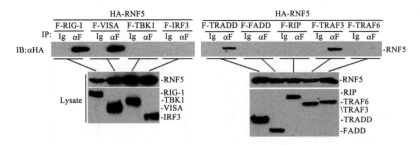

图 37　RNF5 interacts with RIG-I, VISA, TRADD, and TRAF3 but not TBK1, IRF3, FADD, RIP or TRAF6. 293 cells ($2 \times 10^6$) were transfected with the indicated plasmids (8μg each).

Twenty hours after transfection, cell lysates were immunoprecipitated with anti-Flag. The immunoprecipitates were analyzed by immunoblots with anti-HA (top panels). The expression levels of the transfected proteins in the lysate were analyzed by immunoblots with anti-HA and anti-Flag (middle and bottom panels, respectively).

## 三、过表达 RNF5 抑制病毒感染引起的 IFN-β 的激活

### (一)RNF5 抑制 SeV 诱导的 IFN-β 启动子的激活

图 37 显示 RNF5 与参与细胞抗病毒信号转导的一系列蛋白有相互作用,于是我们利用报告基因实验检测了 RNF5 是否调控病毒感染引发的信号转导。如图 38-A 所示,RNF5 剂量依赖式地抑制 SeV 感染诱导 IFN-β 启动子的激活。无论是在 293 细胞还是在 HeLa 细胞中,失去酶活性的突变 RNF5(C42S)并不抑制 SeV 诱导的 IFN-β 启动子的激活(图 38-B & C),表明 RNF5 对信号通路的抑制依赖其 E3 泛素连接酶活性。

为了检测 RNF5 在原代细胞中的功能,我们体外培养单核细胞使其分化为巨噬细胞或 DCs,然后转染 RNF5 以及 IFN-β 启动子报告基因,24 小时后加入 SeV 感染,16 小时后检测报告基因的活性。如图 38-D & E 所示,与 293 细胞中的结果类似,野生型 RNF5 抑制 SeV 诱导的 IFN-β 启动子的激活,而 RNF5(C42S)则不抑制。作为对照,先前报道负调节抗病毒信号转导的分子 A20 也抑制 SeV 感染诱导的 IFN-β 启动子的激活(Wang et al., 2004b)。这些结果表明 RNF5 在多种类型细胞中负调节细胞抗病毒反应信号转导。

MITA 介导的细胞抗病毒反应信号转导及其调节机制

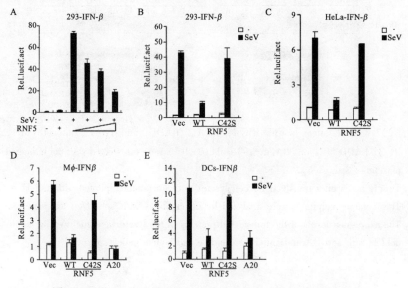

图 38　RNF5 inhibits SeV-induced activation of IFN-β promoter.

(A) RNF5 inhibits SeV-induced activation of the IFN-β promoter in a dose-dependent manner. 293 cells ($1×10^5$) were transfected with an IFN-β promoter reporter (0.1μg) and increased amount of RNF5 expression plasmid. Twenty hours after transfection, cells were infected with SeV or left untreated. Luciferase assays were performed 12 hours after infection.

(B&C) Effects of RNF5 and RNF5 (C42S) on virus-induced IFN-β promoter activation. 293 (B) or HeLa (C) cells ($1×10^5$) were transfected with an IFN-β promoter reporter (0.1μg) and the indicated expression (0.1μg each) plasmids. Twenty hours after transfection, cells were infected with SeV or left untreated. Luciferase assays were performed 12 hours after infection.

(D&E) RNF5 inhibits SeV-induced activation of IFN-β promoter in human primary macrophages (Mφ) and dendritic cells (DCs). Monocyte-derived Mφ ($5×10^5$) (D)　and DCs ($1×10^6$) (E) were nucleofected with the indicated plasmids (1.5μg each). Twenty-four hours after transfection, cells were left untreated or infected with SeV for 16 hours before reporter assays were performed.

## （二）RNF5 抑制病毒诱导的 IRF3 和 NF-κB 的激活

为了进一步验证 RNF5 的功能，接下来我们通过 RT-PCR 检测了 IFN-β 是否在转录水平上受到抑制。如图 39-A 所示，RNF5 抑制了 SeV 感染诱导的 IFN-β、*Rantes* 以及 *ISG*56 的转录，与报告基因实验结果一致，RNF5（C42S）对病毒感染引起的相关基因的转录没有影响。

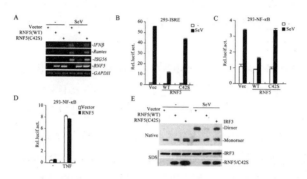

图39　RNF5 inhibits SeV-induced activation of IRF3 and NF-κB.

（A）RNF5 inhibits SeV-induced expression of endogenous *IFNB*1, *Rantes* and *ISG*56. 293 cells $(2\times10^5)$ were transfected with the indicated expression plasmids $(1\mu g\ each)$ for 20 hours. The cells were left untreated or infected with SeV for 10 hours before RT-PCR for the indicated genes was performed.

（B）RNF5 inhibits SeV-induced ISRE activation. 293 cells $(1\times105)$ were transfected with an IFN-β promoter reporter $(0.1\mu g)$ and the indicated expression $(0.1\mu g\ each)$ plasmids. Twenty hours after transfection, cells were infected with SeV or left untreated. Luciferase assays were performed 12 hours after infection.

（C）RNF5 inhibits SeV-induced NF-κB activation. Experiments were performed similarly as in（B）except that an NF-κB reporter was used.

（D）RNF5 does not affect TNF-induced NF-κB activation in 293 cells. Experiments were performed similarly as in（C）except that cells were stimulated with TNFα（50 ng/ml）for 8 hours before luciferase assays were performed.

（E）RNF5 inhibits SeV-induced IRF3 dimerization. 293 cells $(2\times10^5)$ were transfected with the indicated plasmids. Twenty hours after transfection, cells were infected with SeV or left uninfected for 6 hours. Cell lysates were separated by native（upper panel）or SDS（bottom two panels）PAGE and analyzed by immunoblots with the indicated antibodies.

*IFN-β* 的转录激活依赖于转录因子如 IRF3 和 NF-κB 在其启动子上的装配,于是我们检测了 RNF5 是否通过抑制 IRF3 和 NF-κB 的激活来抑制 *IFN-β* 的转录。报告基因实验结果表明,转染 RNF5 后,SeV 感染诱导的 ISRE 和 NF-κB 报告基因的激活都受到了抑制(图 39-B & C),但 TNF 对 NF-κB 报告基因的激活并没有受到抑制(图 39-D)。此外,RNF5 也抑制 SeV 感染诱导 IRF3 的二聚化(图 39-E)。这些结果表明 RNF5 特异地抑制病毒感染诱导的 IRF3 和 NF-κB 的激活。

## (三) RNF5 抑制胞浆 dsRNA 和 dsDNA 引发的信号转导

图 21 表明 MITA 介导了胞浆 dsRNA 和 dsDNA 引发的信号转导,因此我们也检测了 RNF5 是否抑制这一信号转导过程。报告基因实验结果显示,RNF5 抑制 polyI:C 和 B-DNA(polysA:dT)诱导的 IFN-β 启动子的激活,相反,RNF5(C42S) 则不影响 polyI:C 和 poly-dA:dT 诱导的 IFN-β 启动子的激活(图 40),表明 RNF5 也抑制胞浆 dsRNA 和 dsDNA 引发的信号转导。

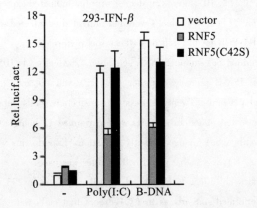

图 40　RNF5 inhibits cytoplasmic dsRNA- and B-DNA-induced
activation of the IFN-βpromoter.

293 cells ($1 \times 10^5$) were transfected with an IFN-β promoter reporter (0.1μg) and the indicated expression plasmids (0.1μg each). Twenty hours after transfection, cells were further transfected with polyI:C (1μg) or B-DNA (1μg) for 12 hours before luciferase assays were performed.

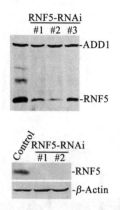

图 41　Effects of RNF5 RNAi plasmids on expression of RNF5.
In the upper panel, 293 cells $(2\times10^5)$ were transfected with the indicated expression plasmids $(0.1\mu g$ each) and RNAi plasmids $(1\mu g)$. At 24 hours after transfection, cell lysates were analyzed by immunoblot with anti-Flag. In the bottom panels, 293 cells $(2\times10^5)$ were transfected with control or RNF5 RNAi plasmids $(1\mu g$ each) for 24 hours. Cell lysates were analyzed by immunoblots with the indicated antibodies.

## 四、RNAi 下调 RNF5 的表达促进病毒感染引起的 IFN-β 的激活

### (一) RNF5-RNAi 载体的构建

过表达 RNF5 能有效抑制病毒感染诱导的 IRF3、NF-κB 以及 IFN-β 启动子的激活,我们接下来检测了内源性 RNF5 的功能。首先我们构建了 RNF5-RNAi 的载体,并检测了其效率。如图 41 所示,构建的三个 RNAi 载体中,有两个能有效抑制过表达以及内源的 RNF5 的表达。

### (二) RNF5-RNAi 增强病毒诱导的 ISRE 和 IFN-β 启动子的激活

接下来,我们检测了下调 RNF5 的表达是否影响病毒诱发的信号转导。在报告基因实验中,我们发现下调 RNF5 的表达能促进 SeV 感染引起的 IFN-β 启动子的激活,且增强程度与 RNF5 表达量反相关(图 42-A)。同时,我们也发现转染 RNF5-RNAi 能促进 SeV 感染引起的 ISRE 的激活,且增强程度与 RNF5-RNAi 下调 RNF5 表

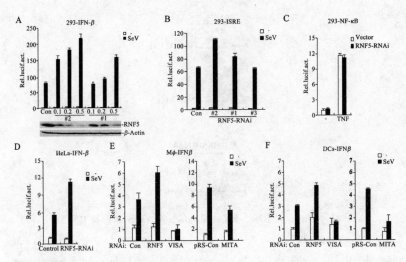

图 42　RNAi knockdown of RNF5 potentiates SeV-induced activation of ISRE and IFN-β promoter.

(A) Effects of RNF5 RNAi on SeV-induced activation of the IFN-β promoter in 293 cells. 293 cells ($1 \times 10^5$) were transfected with the indicated amount of RNAi plasmids. An empty vector was added to ensure that each transfection received the same amount of total DNA. Twenty-four hours after transfection, cells were left uninfected or infected with SeV for 10 hours before luciferase assays were performed. Immunoblot analysis was carried out to examine the expression level of RNF5 and β-actin (lower panels).

(B) Effects of RNF5 RNAi on SeV-induced ISRE activation in 293 cells. 293 cells ($1 \times 10^5$) were transfected with a control or the indicated RNF5 RNAi plasmids (0.5μg). Reporter assays were performed similarly as in (A).

(C) Knockdown of RNF5 does not inhibit TNF-induced NF-κB activation. 293 cells ($1 \times 10^5$) were transfected with a control or the indicated RNF5 RNAi plasmids (#2, 0.5μg). Reporter assays were performed similarly as in (A) except that cells were stimulated with TNF (50 ng/ml) for 10 hours.

(D) Effects of RNF5 RNAi on SeV-induced activation of IFN-β promoter in HeLa cells. Experiments were performed similarly as in (A) except that HeLa cells were used.

(E&F) Effects of RNF5 RNAi on SeV-induced activation of the IFN-β promoter in human primary Mφ and DCs. Monocyte-derived Mφ ($5 \times 10^5$) (E) and DCs ($1 \times 10^6$)

达的效率正相关（图 42-B）。由于#2 RNAi 效率最高,在以后的 RNAi 实验中我们均选用#2 RNAi。在平行实验中,转染 RNF5-RNAi 对 TNF 诱导的 NF-κB 的激活没有影响,说明 RNF5 特异地调节病毒诱发的信号转导（图 42-C）。在 HeLa 细胞中,我们也发现下调 RNF5 的表达也能促进 SeV 感染引起的 IFN-β 启动子的激活（图 42-D）,表明在多种细胞中下调 RNF5 的表达都促进病毒感染引起的 ISRE 和 IFN-β 启动子的激活。

为了进一步研究 RNF5 *in vivo* 的功能,我们检测了原代细胞中下调 RNF5 的表达是否影响病毒感染诱发的信号转导。如图 42-E & F 所示,与转染对照 RNAi 的细胞相比,转染了 RFN5-RNAi 的巨噬细胞或 DCs 中 IFN-β 启动子报告基因的活性显著增强。作为对照,转染 VISA-RNAi 或 MITA-RNAi 则显著抑制了病毒诱导的 IFN-β 启动子报告基因的活性。这些结果表明在原代细胞中,下调 RNF5 的表达也促进细胞抗病毒反应信号转导。

**（三）RNF5-RNAi 增强病毒诱导的抗病毒基因的表达**

随后,我们检测了下调 RNF5 的表达是否影响抗病毒基因的表达。如图 43-A 所示,转染 RNF5-RNAi 有效增强 SeV 感染诱导的 *ISG*56、Rantes 以及 *IRN-β* 的表达。此外,我们发现转染 RNF5-RNAi 可以增强胞浆 polyI:C 和 B-DNA（polydA:dT）诱导的 IFN-β 启动子的激活（图 43-B）,表明下调 RNF5 的表达促进 dsRNA 和 dsDNA 引发的信号转导。

## 五、RNF5 在 MITA 水平调节细胞抗病毒反应

我们前面的实验证明,下调 MITA 的表达抑制 VISA 而不抑制 TBK1 诱导的 ISRE 的激活（图 27）。而 RNF5 与 MITA 相互作用,抑制病毒感染诱发的信号转导,因此我们推测 RNF5 可能在 MITA 水平调节细胞抗病毒反应信号转导。为了验证这一猜想,我们做了以下的实验。首先,报告基因实验表明 RNF5 抑制 MITA 及其上游蛋白 RIG-I 和 VISA 对 ISRE 的激活,而不抑制 TBK1 和 IRF3 对 ISRE 的激活。反过来,转染 RNF5-RNAi 则促进 MITA 及其上游蛋白 RIG-I 和 VISA 对 ISRE 的激活,对 TBK1 和 IRF3 对 ISRE 的激活没有影响

101

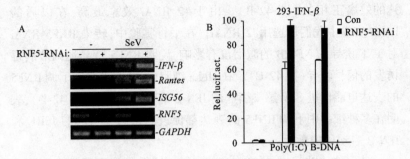

图 43　Knockdown of RNF5 enhanced SeV- and cytoplasmic dsRNA- and dsDNA-induced activation of IFN-β.

(A) Effects of RNF5 RNAi on SeV-induced expression of downstream genes. 293 cells ($2 \times 10^5$) were transfected with a control or RNF5 RNAi plasmid (#2) (1μg). Twenty-four hours after transfection, cells were left uninfected or infected with SeV for 10 hours before RT-PCR was performed.

(B) Effects of RNF5 RNAi on cytoplasmic dsRNA- and B-DNA-induced activation of the IFN-β promoter in 293 cells. 293 cells ($1 \times 10^5$) were transfected with a control or RNF5 RNAi plasmid (#2) (0.5μg). Twenty-four hours after transfection, cells were further transfected with polyI:C (1μg) or B-DNA (1μg) or left uninfected for 10 hours before luciferase assays were performed.

(图 44-A & B)。类似地,RNF5 抑制 VISA 而不抑制 TBK1 对 NF-κB 和 IFN-β 启动子的激活(图 44-C & D)。我们接着做了 VSV 空斑实验。与我们先前报道的结果类似,过表达 MITA 抑制 VSV 的复制,而 RNF5 则能有效地抑制 MITA 的功能,促进 VSV 的复制。相反,转染 RNF5-RNAi 下调 RNF5 的表达,则有效抑制 VSV 的复制,促进 MITA 介导的细胞抗病毒反应(图 44-E & F)。此外,RNF5 抑制胞浆 polyI:C 诱发的信号转导(图 40);在空斑实验中,RNF5 抑制胞浆 polyI:C 诱发的细胞抗病毒反应,促进病毒的复制;同样地,下调 RNF5 的表达则增强 polyI:C 诱发的细胞抗病毒反应,抑制病毒的复制(图 44-E & F)。在平行实验中,RNF5(C42S)对 MITA 介导的以及 polyI:C 诱发的细胞抗病毒反应没有明显影响(图 44-E & F)。这些实验充分说明,RNF5 在 MITA 水平负调控病毒感染诱导的信号转导,调节细胞抗病毒反应。

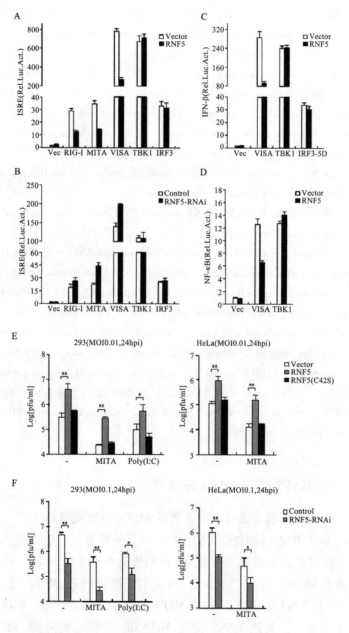

图 44　RNF5 regulates virus-induced signaling at the MITA level.

(A) RNF5 inhibits RIG-I-, VISA- and MITA-but not TBK1- and IRF3-mediated ISRE activation. 293 cells ($1 \times 10^5$) were transfected with the indicated plasmids (0.2μg each) together with an ISRE reporter plasmid (0.1μg). Reporter assays were performed 20 hours after transfection.

(B) Knockdown of RNF5 enhances RIG-I-, VISA- and MITA- but not TBK1- and IRF3-mediated ISRE activation. 293 cells ($1 \times 10^5$) were transfected with a control or RNF5-RNAi plasmid (#2) (0.5μg). Twelve hours later cells were selected with puromycin (1μg/ml) for 24 hours and further transfected with the indicated plasmids (0.1μg each) for 20 hours before reporter assays were performed.

(C) RNF5 inhibits VISA- but not TBK1-mediated activation of the IFN-β promoter. The experiments were similarly performed as in (A).

(D) RNF5 inhibits VISA- not TBK1-mediated NF-κB activation. The experiments were similarly performed as in (A).

(E) Overexpression of wild-type but not the C42S mutant RNF5 increases VSV replication. 293 (left) or HeLa (right) cells ($1 \times 10^5$) were transfected with the indicated expression plasmids (0.5μg each). For 293 cells (left), 24 hours after transfection cells were further transfected with polyI:C or left untransfected for 12 hours before cells were infected with VSV (MOI=0.01). The supernatants were harvested 24 hours after infection for standard plaque assays. Graphs show mean $\pm$ SD, n=3.

(F) Knockdown of RNF5 inhibits VSV replication. Plaque assays were performed as in (A) except that a control or RNF5 RNAi plasmid (#2) (1μg) was transfected and VSV at MOI of 0.1 were used for infection. Graphs show mean $\pm$ SD, n=3. (* *, P<0.01; *, P<0.05).

## 六、RNF5 催化 MITA 泛素化降解

### (一)病毒感染通过 RNF5 诱导 MITA 泛素化降解

由于 RNF5 抑制病毒感染诱发的信号转导,且其 E3 泛素连接酶活性对其抑制功能非常重要,我们推测可能 RNF5 促进 MITA 的泛素化降解。为了验证这一可能性,我们转染 RNF5 或 RNF5(C42S)至 293 细胞,然后检测 MITA 的泛素化和表达量。如图 45-A 和 B 所示,过表达 RNF5 促进 MITA 的泛素化和降解,而 RNF5(C42S)则没有此功能。

　　病毒感染能促进 RNF5-MITA 相互作用(图 36-D),接下来我们
检测了病毒感染是否诱导 MITA 泛素化以及这一过程是否依赖于
RNF5。首先我们转染 control-RNAi 或 RNF5-RNAi 至 293 细胞,24
小时后加入 SeV 刺激,6 小时后收获细胞并检测 MITA 的泛素化。
如图 45-C 所示,病毒感染能诱导 MITA 泛素化,而 RNF5-RNAi 下调

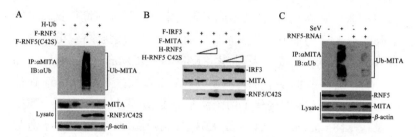

图 45　RNF5 mediates SeV-induced ubiquitination and degradation of MITA.

(A) Overexpression of wild-type but not mutant RNF5 promotes ubiquitination of
MITA. 293 cells ($1 \times 10^7$) were transfected with the indicated plasmids. Twenty
hours after transfection, cell lysates were immunoprecipitated with anti-MITA. The
immunoprecipitates were denatured and re-immunoprecipitated with anti-MITA and
then analyzed by immunoblot with anti-ubiquitin (upper panel). The expression
levels of the proteins were examined by immunoblots with the indicated antibodies
(lower panels).

(B) Overexpression of RNF5 caused down-regulation of MITA. 293 cells ($2 \times
10^5$) were transfected with the indicated plasmids. Twenty-four hours after trans-
fection, cells were lysed for immunoblot analysis with anti-Flag (upper panel) or
anti-HA (lower panel).

(C) Effects of RNF5 RNAi on SeV-induced ubiquitination of endogenous MITA.
293 cells ($5 \times 10^7$) were transfected with a control or the RNF5 RNAi plasmid
(#2). Twenty-four hours after transfection, cells were infected with SeV or left
untreated for 6 hours. The cell lysates were immunoprecipitated with anti-MITA.
The immunoprecipitates were denatured and re-immunoprecipitated with anti-MITA
and then analyzed by immunoblot with anti-ubiquitin (upper panel). The expres-
sion levels of the related proteins were examined by immunoblots with the indicated
antibodies (lower panels).

RNF5 的表达后 MITA 泛素化明显减弱了。此外,病毒感染后促进 MITA 降解,而 RNF5-RNAi 下调 RNF5 的表达抑制了 MITA 的降解。这些实验结果说明病毒感染通过 RNF5 诱导 MITA 泛素化降解。

**(二) RNF5 催化 MITA 发生 K48-连接的泛素化**

泛素是一个由 78 个氨基酸残基组成的蛋白分子,含有 7 个赖氨酸残基,每一个赖氨酸残基上的 $NH_3^+$ 都可以与泛素 C 端的羧基($COO^-$)发生脱水反应,从而形成多聚泛素链。目前研究得比较多的是 K48 或 K63 与羧基发生脱水反应而形成的多聚泛素链,分别命名为 K48 或 K63 连接的泛素化(K48- or K63-linked polyubiquitin chain)。于是,我们接下来检测了 MITA 是否发生 K48 或 K63 连接的泛素化。首先我们构建了两个泛素突变,分别只保留有一个赖氨酸残基 K48(ubiquitin-K48)或 K63(ubiquitin-K63)。然后分别与 RNF5 和 MITA 共转染 293 细胞,检测这些泛素是否被靶向 MITA。如图 46-A 所示,RNF5 使野生型泛素与 ubi-K48 靶向 MITA,而不催化 ubi-K63 靶向 MITA。作为对照,TRAF6 催化 IRF7 发生 K63 连接的泛素化(Ning et al., 2008),因此,TRAF6 使野生型泛素与 ubi-K63 靶向 IRF7。

此外,我们购买了特异性识别 K63 连接的多聚泛素链的抗体,检测 RNF5 是否使 MITA 发生 K63 连接的泛素化。如图 46-B 所示,这种抗体识别 TRAF6 催化的 IRF7 上的多聚泛素链,而不识别 RNF5 催化的 MITA 上的泛素链。这些实验说明 RNF5 不能催化 MITA 发生 K63 连接的泛素化。

一般来说,蛋白酶体识别 K48 连接的多聚泛素链,促进靶蛋白的降解,接着我们检测了 MITA 是否通过该途径降解。MG132 是一种能有效抑制蛋白酶体活性的化合物,如图 46-C & D 所示,MG132 处理既抑制了 RNF5 诱导的 MITA 的降解,也有效抑制 SeV 感染诱导的 MITA 的降解,说明泛素化的 MITA 通过蛋白酶体途径降解。这些实验结果表明,RNF5 催化 MITA 发生 K48 连接的泛素化,蛋白酶体识别 MITA 的这类泛素链从而降解 MITA。

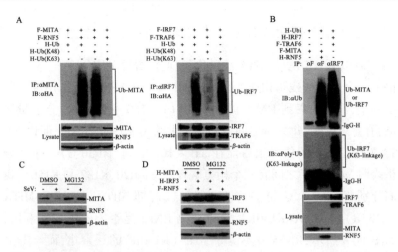

图46 RNF5 catalyzes K48-linked ubiquitination and induces proteasomal degradation of MITA.

(A) RNF5 catalyzes K48-linked ubiquitination of MITA, whereas TRAF6 catalyzes K63-linked ubiquitination of IRF7. 293 cells ($2\times10^6$) were transfected with the indicated plasmids. Twenty hours after transfection, immunoprecipitation, re-immunoprecipitation and immunoblot analysis were performed with the indicated antibodies (upper panels). The expression levels of the proteins were examined by immunoblots with the indicated antibodies (lower panels).

(B) RNF5-mediated ubiquitination of MITA is not detected by a K63-linkage specific ubiquitin antibody. 293 cells ($2\times10^6$) were transfected with the indicated plasmids. Twenty hours after transfection, immunoprecipitation, re-immunoprecipitation and immunoblot analysis were performed with the indicated antibodies (Upper two panels). The expression levels of the transfected proteins were examined by immunoblots with the indicated antibodies (lower panels).

(C) MG132 rescues SeV-induced down-regulation of endogenous MITA. 293 cells ($2\times10^6$) were infected with SeV or left untreated. Two hours later, cells were treated with MG132 ($20\mu mol/L$) or DMSO for 4 hours before immunoblot analysis was performed.

(D) MG132 blocks RNF5-mediated down-regulation of MITA. 293 cells ($2\times10^5$) were transfected with the indicated plasmids (1μg each). Eighteen hours after transfection, cells were treated with MG132 ($20\mu M$) or DMSO for 6 hours before immunoblot analysis was performed.

## 七、RNF5 催化 MITA 泛素化发生在 MITA K150

既然 RNF5 诱导 MITA 泛素化,我们接着想确定泛素链与 MITA 的哪一个赖氨酸残基相连。在确定 MITA 与 RNF5 相互作用区域的实验中,我们观察到 RNF5 促进 MITA(1～160)迁移到高分子量区域,有意思的是,每条带之间恰好相差大约 8kV 因此,RNF5 催化 MITA 发生泛素化的位点很可能在 aa1～160 之间(图 36-C)。序列分析表明 aa1～160 之间有三个赖氨酸残基,即 K20、K137 和 K150。我们分别将这三个赖氨酸突变为精氨酸,即 MITA(K20R)、MITA(K137R)和 MITA(K150R),然后检测 RNF5 是否能催化其泛素化。如图 47-A 所示,RNF5 并不诱导 MITA(K150R)的泛素化,而与野生型 MITA 相比,MITA(K20R)和 MITA(K137R)的泛素化没有发生变

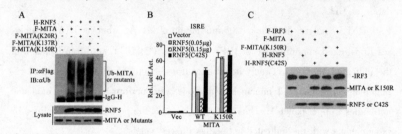

图 47    RNF5 targets K150 of MITA for ubiquitination.

(A) Mapping of RNF5-targeted ubiquitination sites of MITA. 293 cells $(2\times10^6)$ were transfected with the indicated plasmids. Twenty-four hours after transfection, the cell lysates were immunoprecipitated with anti-Flag. The immunoprecipitates were denatured and re-immunoprecipitated with anti-Flag and then analyzed by immunoblot with anti-ubiquitin (upper panel). The expression levels of the tranfected proteins were examined by immunoblots with the indicated antibodies (lower panels).

(B) Effects of RNF5 on wild-type and K150R mutant MITA-mediated ISRE activation. 293 cells $(1\times10^5)$ were transfected with the indicated plasmids. Luciferase assays were performed 24 hours after transfection. Graphs show mean $\pm$ SD, n=3.

(C) RNF5 mediates down-regulation of wild-type but not K150R mutant MITA. 293 cells $(2\times10^5)$ were transfected with the indicated plasmids. Twenty-four hours after transfection, cells were lysed for immunoblot analysis with anti-Flag (upper panel) or anti-HA (lower panel).

化。此外,RNF5 并不抑制 MITA(K150R)介导的 ISRE 的激活,也不诱导 MITA(K150R)的降解(图 47-B & C)。这些实验结果说明 RNF5 催化 MITA 第 150 位的赖氨酸发生 K48-连接的泛素化。

## 八、RNF5 在线粒体泛素化 MITA

泛素化-蛋白酶体途径是细胞抑制过度的抗病毒信号转导的有效方式,比如病毒感染诱导 RBCK1 的大量表达,RBCK1 通过泛素化降解 IRF3 负调节病毒感染诱导的 IFN-β 的表达,从而负反馈调节细胞抗病毒反应信号转导(Zhang et al., 2008a)。那么病毒是否也诱导 RNF5 的表达从而诱导 MITA 泛素化降解呢? 为了回答这一问题,我们转染 control-RNAi 或 RNF5-RNAi 至 293 细胞,24 小时后加入 SeV 刺激,在不同时间点收集细胞,Western blot 检测 RNF5 和 MITA 的表达量。如图 48-A 所示,RNF5 的表达量并不受病毒感染的诱导,而 MITA 表达量在病毒感染 6 小时后明显减少,下调 RNF5 的表达则抑制了 MITA 的降解。这一结果与我们前面得到的结论相符,即病毒感染诱导 MITA 的降解依赖于 RNF5。RNF5 的表达量并不随病毒感染时间的增加而增加,暗示着 RNF5 可能通过非负反馈调节的机制来调控细胞抗病毒反应信号转导。

RNF5 被报道定位在 ER 上(Younger et al., 2006),而在线粒体上是否也有定位并没有相关报道。MITA 被报道定位在线粒体或 ER 上(Ishikawa and Barber, 2008; Zhong et al., 2008),因此,我们进一步检测了 RNF5 与 MITA 在线粒体或 ER 上相互作用。亚细胞器分离实验显示,在没有病毒刺激的情况下,RNF5 定位在线粒体和 ER,而 MITA 主要定位在线粒体。有趣的是,SeV 感染 6 小时后 RNF5 在膜组分中的量减少,在线粒体上的量增加;与之相反,MITA 在线粒体上的量减少而膜组分中的量增加。因此,可能病毒感染使 RNF5 从 ER 迁移至线粒体与 MITA 相互作用,也可能 MITA 从线粒体迁移至 ER 与 RNF5 相互作用。为了检验这两种可能性,我们首先在激光共聚焦显微镜下观察了 RNF5、MITA 与线粒体或 ER 的定位关系。观察结果显示,RNF5 与 MITA 共定位在线粒体上(图 48-B)。

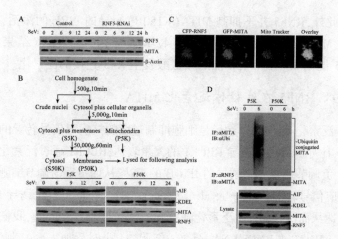

图 48 RNF5 interacts with and ubiquitinates MITA at the mitochondria.

(A) Effects of SeV infection on expression of MITA and RNF5. 293 cells (2×
$10^6$) were transfected with a control or the RNF5-RNAi plasmid (#2). Twenty-
four hours later, cells were infected with SeV for the indicated time points fol-
lowed by immunoblot analysis with the indicated antibodies.

(B) Effects of SeV infection on subcellular distribution of MITA and RNF5. 293 cells
($1×10^7$) were left untreated or infected with SeV for the indicated time points and
fractionated as shown in the diagram. The cellular fractions were analyzed by immu-
noblots with the indicated antibodies.

(C) RNF5 and MITA colocalize to the mitochondria. 293 cells were transfected
with CFP-RNF5, and GFP-MITA. Twenty hours after transfection, cells were
stained with the Mito Tracker Red (1 mM) for 30 minutes. The cells were fixed
with 4% paraformaldehyde and subjected for confocal microscopy.

(D) RNF5 interacts with and ubiquitinates MITA at the mitochondria. 293 cells
($1×10^8$) were infected with SeV or left uninfected for 6 hours. Cell lysates were
fractionated as in (B). The fractions were lysed and the lysates were immunopre-
cipitated with anti-MITA, the immunoprecipitates were denatured and re-immuno-
precipitated with anti-MITA and analyzed by immunoblot with anti-ubiquitin (up-
per panel). Or the lysates were immunoprecipitated with anti-RNF5 and the im-
munoprecipitates were analyzed by immunoblot with anti-MITA (middle panel).
A fraction of lysate was taken for immunoblot analysis to detect the expression lev-
els of the indicated proteins (bottom four panels).

然后我们通过差速离心分离得到了线粒体和 ER，分别做了免疫共沉淀实验。结果如图 48-C 所示，RNF5 与 MITA 在线粒体上相互作用，并在线粒体上诱导 MITA 发生泛素化。

## 九、小结与讨论

### (一)小结

通过酵母双杂交实验，我们得到了一个与 MITA 相互作用的蛋白 RNF5。RNF5 的 C 端含有一个跨膜结构域，通过其跨膜结构定位到线粒体或内质网，并通过其 C 端与 MITA 相互作用。RNF5 在多种细胞中特异地抑制病毒感染引发的信号转导，包括 293、HeLa 以及原代巨噬细胞和 DCs，并且其 E3 泛素连接酶活性对抑制信号转导过程是必需的。RNAi 下调 RNF5 的表达则促进病毒感染引起的 IRF3 的激活以及 IFN-β 等抗病毒基因的表达。病毒感染诱导 RNF5 在线粒体上聚集，与 MITA 和 VISA 相互作用，并催化 MITA 第 150 位赖氨酸残基泛素化，并使其通过蛋白酶体途径降解，从而负调节病毒感染早期的信号转导，以防止过度的免疫反应。

### (二)线粒体-ER-胞内体动态对细胞抗病毒反应信号转导的调节

在我们报道 MITA 发现的同时，另外两个研究小组也报道了同一个蛋白(分别命名为 MPYS 和 STING)的发现。其中一个小组认为 MITA/MPYS 大部分定位在线粒体上，在细胞膜上有少量分布(Jin et al., 2008)；另一个研究小组则认为 MITA/STING 定位在 ER 上，并与负责蛋白转运的复合物 Sec5 相互作用，介导 I 型干扰素的表达(Ishikawa and Barber, 2008；Ishikawa et al., 2009)。我们的研究表明，在没有病毒感染刺激的情况下，MITA 大部分定位在线粒体上，病毒感染 6~8 小时，MITA 从线粒体迁移至含有 ER 的组分。同时，RNF5 在线粒体上积累，并促进 MITA 的泛素化降解。最近有文献报道，在转染 dsDNA 后，MITA 从通过 ER-高尔基体迁移到胞内体或吞噬体(phagosome)，并招募 TBK1，激活 I 型干扰素的表达，暗示着线粒体-ER-胞内体的动态交流(dynamic crosstalk)在抗病毒信号转导过程中扮演着重要角色。有研究表明，ER 有一部分与线粒体密切相互作用，叫做 MAM(mitochondria-associated membrane)。MAM 在介

111

导线粒体与 ER 间的离子运输、脂类交换以及蛋白转运的过程中发挥重要的功能(Franzini-Armstrong,2007)。此外,很多病毒蛋白也是在 ER 或 MAM 上合成与装配,可能与这类蛋白抑制信号转导等功能相关。总之,细胞内各细胞器之间的动态交流在调节病毒感染引发的信号转导过程中非常重要,其机制还需要更深入的研究。

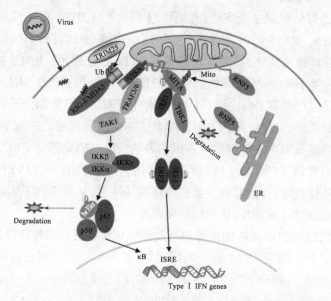

图49　RNF5 泛素化 MITA 抑制病毒诱导 I 型干扰素表达的模式图

# 第三节　RNF5 催化 VISA 泛素化降解

## 一、研究背景与立项依据概述

在研究 RNF5 与 MITA 相互作用的过程中,我们发现 RNF5 与 VISA 也相互作用,但是这一相互作用的生理意义还不清楚。研究表明,病毒感染能诱导 VISA 泛素化与降解。此外,病毒感染诱导 VISA 第 500 位的赖氨酸残基发生 K63 连接的泛素化,招募 IKKε,从而调

112

节某些抗病毒基因和炎症因子的表达。然而,介导这一过程的 E3 泛素连接酶还不清楚(Paz et al. , 2009)。RNF5 是一个定位于线粒体和内质网的 E3 泛素连接酶,并与 VISA 相互作用,RNF5 是否介导 VISA 的泛素化? 其机制又是怎样的? 带着这些问题,我们对 VISA-RNF5 的相互作用区域以及生理意义进行了详细研究。

## 二、病毒感染诱导 RNF5 与 VISA 相互作用

在研究 RNF5 与 MITA 相互作用的过程中,我们发现 RNF5 与 VISA 也相互作用,联系到 RNF5 定位在线粒体和 ER 上,我们检测了 RNF5 与 VISA 的相互作用区域以及它们的内源性相互作用。首先我们通过免疫共沉淀实验检测了 RNF5 和 VISA 的相互作用区域。如图 50 所示,VISA 的 C 端即含有跨膜结构域的部分与 RNF5 相互作用,而 RNF5 的 N 端(aa1 ~ 168)或 C 端(aa51 ~ 180)都与 VISA 有相互作用,但是中间部分(aa51 ~ 168)与 VISA 没有相互作用。

内源性免疫共沉淀实验表明,SeV 感染 4 小时后 RNF5 与 VISA 有微弱的相互作用,感染 8 小时后相互作用增强,感染 12 小时后相互作用消失(图 51-A)。VISA 是否也像 MITA 那样病毒感染后会迁移到 ER 呢? 为了回答这一问题,我们分离了线粒体和 ER 组分,并做了免疫共沉淀实验。如图 51-B 所示,与我们前面的实验结果一致,病毒感染诱导 RNF5 在线粒体和 ER 上的重新分布;而无论病毒感染多长时间 VISA 都只定位在线粒体上,病毒感染 8 小时后 RNF5 与 VISA 在线粒体上相互作用。同时,我们注意到随着病毒感染时间的增加,VISA 表达量逐渐减少,暗示 RNF5 与 VISA 的降解有某种联系。

## 三、RNF5 诱导 VISA 通过泛素-蛋白酶体途径降解

### (一)RNF5 催化 VISA 泛素化

为了检测 RNF5 是否诱导 VISA 泛素化,我们转染 RNF5 或 RNF5(C42S)至 293 细胞,然后检测 VISA 的泛素化。如图 52-A 所示,RNF5 能诱导 VISA 泛素化,而 RNF5(C42S)则不能。VISA 和 RNF5 与 MITA 都有相互作用,因此,检测到的 VISA 的泛素化可能是

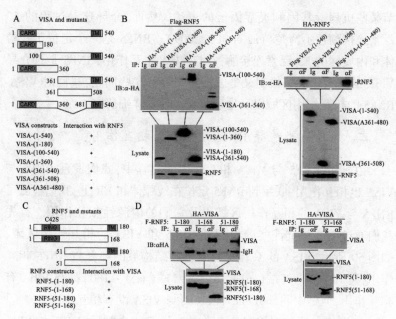

图 50　RNF5 interacts with VISA.

（A）A schematic presentation of full-length VISA, its mutants and their abilities to interact with RNF5. TM, transmembrane domain; CARD, caspase recruitment domain.

（B）The TM domain of VISA is required for its interaction with RNF5. 293 cells （$2 \times 10^6$） were transfected with the indicated plasmids （5 μg each）. Co-immunoprecipitations were performed with anti-Flag or control IgG. Immunoblot analysis was performed with anti-HA （upper panels）. Expression levels of the proteins were analyzed by immunoblot analysis of the lysates with anti-HA and anti-Flag （lower panels）.

（C）A schematic presentation of full-length RNF5, its mutants and their abilities to interact with VISA. TM, transmembrane domain; RING, ring-finger domain.

（D）Interactions between RNF5 mutants and VISA. Experiments were performed similarly as in （B）.

与 VISA 相互作用的 RNF5 或者被 RNF5 泛素化的 MITA,为了排除这一可能,我们做了以下两个实验。首先,我们转染 MITA-RNAi 后再检测 VISA 的泛素化,发现 VISA 的泛素化并不因为 MITA 表达量

114

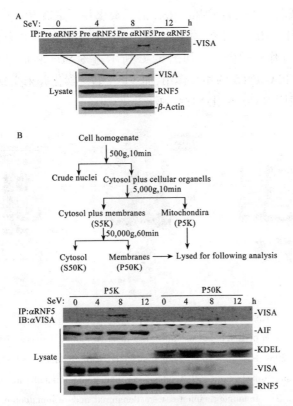

图 51　Effects of viral infection on endogenous VISA-RNF5 interaction.

（A）Endogenous interaction between VISA and RNF5. 293 cells（$5\times10^7$）were left uninfected or infected with SeV for the indicated time points. The cells were lysed and the lysates were immunoprecipitated with anti-RNF5 or control serum. The immunoprecipitates were analyzed by immunoblot with anti-VISA（upper panel）. The expression levels of the endogenous proteins were detected by immunoblot analysis with anti-MITA and anti-RNF5（lower panels）.

（B）RNF5 interacts with VISA at mitochondria after viral infection. 293 cells（$1\times10^8$）were left uninfected or infected with SeV for the indicated time points and fractionated as shown in the diagram（upper schematic presentation）. The fractions were lysed and the lysates were immunoprecipitated with anti-RNF5 and the immunoprecipitates were analyzed by immunoblot with anti-VISA（top panel）. A fraction of lysate was taken for immunoblot analysis to detect the expression levels of the indicated proteins（bottom four panels）.

115

的降低而减弱,表明检测到的 VISA 的泛素化并不是被 RNF5 泛素化的 MITA(图 52-B)。另外,我们检测了 Re-IP 实验是否完全去除了与 VISA 相互作用的蛋白。如图 52-C 所示,1% SDS 和加热处理完全破坏了 VISA-RNF5 的相互作用,而 VISA 的泛素化并未受到影响,这些结果表明 RNF5 催化 VISA 的泛素化。

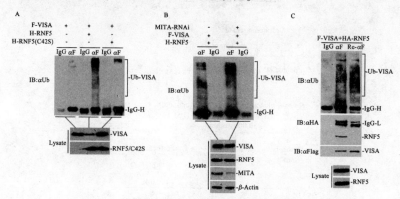

图 52　RNF5 targets VISA for ubiquitination and degradation.

(A) Overexpression of RNF5 but not the C42S inactive mutant induces ubiquitination of VISA. 293 cells ($2 \times 10^6$) were transfected with the indicated plasmids. Twenty hours after transfection, cell lysates were immunoprecipitated with anti-Flag or control IgG. The immunoprecipitates were denatured and re-immunoprecipitated with anti-Flag and then analyzed by immunoblot with anti-ubiquitin (upper panel). The expression levels of the proteins were examined by immunoblots with the indicated antibodies (lower panels).

(B) Effects of knockdown of MITA on RNF5-mediated ubiquitination of VISA. The experiments were performed similarly as in (A).

(C) Denature and re-immunoprecipitaion treatment abolished VISA interaction with RNF5. 293 cells ($4 \times 10^6$) were transfected with the indicated plasmids (5μg each). Twenty hours after transfection, cell lysates were immunoprecipitated with control IgG or anti-Flag. The anti-Flag precipitants were denatured and re-immunoprecipitated with anti-Flag or left untreated. The precipitants were analyzed by immunoblot with anti-ubiquitin, anti-HA and anti-Flag respectively. The expression levels of the proteins were examined by immunoblots with the indicated antibodies (lower panels).

## (二)病毒诱导 VISA 的降解依赖于 RNF5

我们发现 RNF5 促进 VISA 的降解,在平行实验中,RNF5(C42S)或 MITA 则不能诱导 VISA 的降解(图 53-A)。在检测内源性

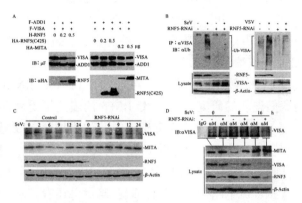

图 53　RNF5 mediates SeV-induced degradation of VISA at the early phase of infection.

(A) Overexpression of RNF5 but not RNF5(C42S) or MITA causes down-regulation of VISA but not an unrelated protein ANKDD1A (ADD1). 293 cells ($2\times 10^5$) were transfected with the indicated plasmids. Twenty-four hours after transfection, cells were lysed for immunoblot analysis with anti-Flag (upper panel) or anti-HA (lower panel).

(B) Effects of RNF5 knockdown on SeV- or VSV-induced ubiquitination of VISA. 293 cells ($5\times10^7$) were transfected with a control or the RNF5-RNAi plasmid. Twenty-four hours after transfection, cells were infected with SeV (left panels) for 8 hours or with VSV (right panels) for 12 hours or left untreated. The cell lysates were immunoprecipitated with anti-VISA. The immunoprecipitates were denatured and re-immunoprecipitated with anti-VISA and then analyzed by immunoblot with anti-ubiquitin (upper panel). The expression of the related proteins was examined by immunoblots with the indicated antibodies (lower panels).

(C) Effects of RNF5 knowdown on the expression of VISA after viral infection. 293 cells ($2\times10^6$) were transfected with RNF5-RNAi plasmid ($8\mu g$). Twenty-four hours after transfection, cells were untreated or infected with SeV for the indicated time points before immunoblot analysis was performed.

(D) Effects of RNF5 knockdown on the MITA-VISA association. 293 cells ($2\times 10^7$) were transfected with control or RNF5-RNAi plasmid. Twenty-four hours after transfection, cells were untreated or infected with SeV for the indicated time points before immunoprecipitaion and immunoblot analysis was performed. αM, anti-MITA.

RNF5-VISA 相互作用的过程中,我们发现病毒感染诱导 VISA 的降解(图 51)。为了检测病毒感染是否诱导 VISA 泛素化,我们转染 control-RNAi 或 RNF5-RNAi 至 293 细胞,24 小时后加入 SeV 或 VSV,分别感染 8 小时或 10 小时后收集细胞检测 VISA 的泛素化。如图 53-B 所示,SeV 和 VSV 感染都能诱导 VISA 的泛素化和降解,而降低 RNF5 的表达则抑制了 VISA 的泛素化,表明病毒感染诱导 VISA 的泛素化依赖于 RNF5。

接着,我们检测了病毒感染不同时间下 VISA 和 RNF5 的表达变化。与我们先前的研究结果一致,RNF5 的表达不受病毒感染的诱导,而 VISA 的表达量随着病毒感染时间的增加而逐渐降低。有意思的是,转染 RNF5-RNAi 降低 RNF5 的表达仅仅减缓了 VISA 的降解速度,即抑制了病毒感染早期(8 小时)VISA 的降解,病毒感染 12 ~ 24 小时后 VISA 的降解并没有抑制,暗示着还有其它分子参与 VISA 的降解(图 53-C)。与这一现象一致,病毒感染 8 小时后 VISA 和 MITA 被降解,二者相互作用减弱,而下调 RNF5 的表达抑制了 VISA 与 MITA 的降解,维持 VISA-MITA 的持续相互作用,从而促进细胞抗病毒反应信号转导(图 53-D)。

### (三)RNF5 诱导 VISA 通过蛋白酶体途径降解

随后,我们检测了 RNF5 是否诱导 VISA 发生 K48 连接的泛素化。如图 54-A 所示,RNF5 催化 VISA 发生 K48-连接的泛素化。同时 SeV 感染或 RNF5 诱导的 VISA 的降解被 MG132 抑制,表明 RNF5 介导 VISA 通过蛋白酶体途径降解(图 54-B & C)。

## 四、RNF5 泛素化 VISA 发生在 K361 和 K462

在检测 RNF5 与 VISA 相互作用区域的实验过程中,我们发现 RNF5 能诱导 VISA(360 ~ 540)迁移到大分子量的区域,而 RNF5(C42S)或 MITA 不能(图 50-B 以及图 55-A)。此外,RNF5 并不诱导 VISA(D361 ~ 480)的泛素化,暗示 RNF5 诱导 VISA 的泛素化发生在 aa361 ~ 480 之间(图 55-B)。序列分析表明,aa361 ~ 480 之间有 4 个赖氨酸残基,即 K362,K371,K420 以及 K461。我们分别将其突变为精氨酸,并检测它们是否被 RNF5 泛素化。如图 55-C 所示,与

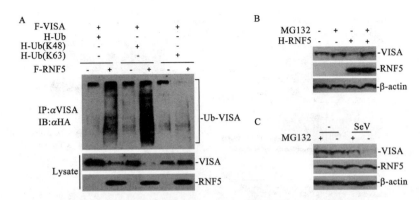

图 54　RNF5-mediated down-regulation of VISA depends on proteasome.

（A）RNF5 catalyzes K48-linked polyubiquitination of VISA. 293 cells（$2 \times 10^6$）were transfected with the indicated plasmids. Twenty hours after transfection, immunoprecipitation, re-immunoprecipitation and immunoblot analysis were performed with the indicated antibodies（upper panels）. The expression of the proteins was examined by immunoblots with the indicated antibodies（lower panels）.

（B）MG132 blocks RNF5-mediated down-regulation of endogenous VISA. 293 cells（$1 \times 10^6$）were transfected with the indicated plasmids. Twenty hours after transfection, cells were treated with DMSO or MG132（20 μmol/L）for 6 hours before immunoblot analysis was performed.

（C）MG132 reverses SeV-induced down-regulation of VISA. 293 cells（$1 \times 10^6$）were left untreated or infected with SeV. Two hour later, cells were treated with DMSO or MG132（20 μmol/L）for 6 hours before immunoblot analysis was performed.

野生型 VISA 相比,RNF5 诱导 VISA(K362R)和 VISA(K461R)的泛素化程度减弱,而 VISA(K362/461R)的泛素化则检测不到。此外,RNF5 并不诱导 VISA(K362/461R)的降解,表明 RNF5 催化VISA 第 361 位和 462 位的赖氨酸发生泛素化。

## 五、RNF5 对 VISA 的泛素化独立于 Itch

最近,有文献报道 PCBP2 促进 HECT 泛素连接酶 Itch(又叫做AIP4)泛素化降解 VISA(You et al. , 2009)。那么 RNF5 与 Itch 是否独立地泛素化 VISA 呢? 首先在体外泛素化实验中,我们发现 RNF5

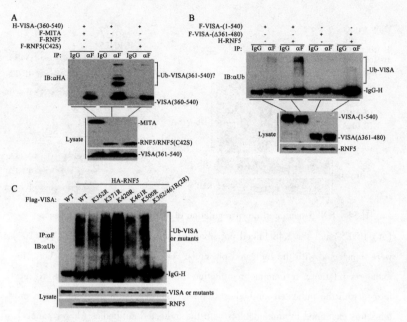

图 55　Mapping of RNF5-targeted ubiquitination sites of VISA.

（A）Wild-type RNF5 but not its enzyme inactive mutant RNF5（C42S）causes shift of VISA（361～540）to higher molecular bands. 293 cells（$2 \times 10^6$）were transfected with the indicated plasmids. Twenty hours later, cells were lyzed and immunoprecipitation and immunoblot analysis were performed with the indicated antibodies.

（B）RNF5 catalyzes ubiquitination of wild-type VISA but not VISA（Δ361～480）. 293 cells（$2 \times 10^6$）were transfected with the indicated plasmids. Twenty hours after, transfection immunoprecipitation, re-immunoprecipitation and immunoblot analysis were performed with the indicated antibodies（upper panel）. The expression of the proteins was examined by immunoblots with the indicated antibodies（lower panels）.

（C）Mapping of RNF5-targeted ubiquitination sites of VISA. Experiments were performed as in（A）.

能独立地泛素化 VISA,这一过程依赖于 UbcH5a、UbcH5b 或 UbcH5c（图 56-A）。其次,在转染 Itch-RNAi 的细胞中,RNF5 仍然可以泛素化 VISA;而在转染 RNF5-RNAi 的细胞中,Itch 和 PCBP2 也可以泛素

120

化 VISA(图 56-B),这些实验结果说明 RNF5 与 Itch 独立地泛素化 VISA。

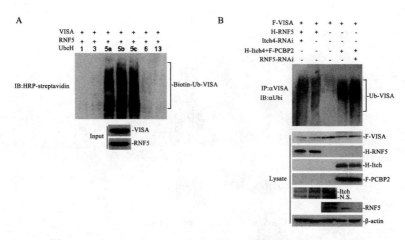

图 56 RNF5 Targets VISA for degradation independent of Itch.

(A) VISA is directly ubiquitinated by RNF5 in the presence of the E2 UbcH5a, UbcH5b or UbcH5c. VISA and RNF5 were *in vitro* translated and the indicated E2s were added for ubiquitination assays. Ubiquitin-conjugated VISA was detected by immunoblot with HRP-streptavidin (upper panel). Before ubiquitination analysis, the levels of the translated proteins were detected with the indicated antibodies (lower panels)

(B) RNF5 catalyzes ubiquitination of VISA independent of Itch. 293 cells (2 × $10^6$) were transfected with the indicated plasmids. Twenty-four hours after transfection, immunoprecipitation, re-immunoprecipitation and immunoblot analysis were performed with the indicated antibodies (upper panel). The expression of the proteins was examined by immunoblots with the indicated antibodies (lower panels).

## 六、小结与讨论

### (一)小结

上述研究结果表明,VISA 通过其跨膜端与 RNF5 相互作用,在病毒感染早期,RNF5 从内质网迁移到线粒体,催化 VISA 和 MITA 泛素化并通过蛋白酶体途径降解,从而负调节病毒感染早期的信号转导。

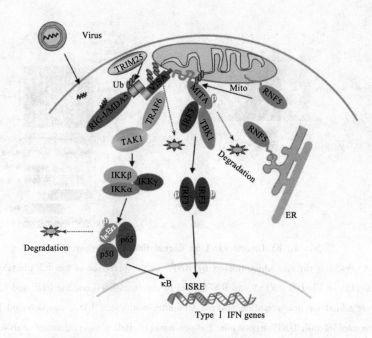

图 57　RNF5 调节 MITA 与 VISA 介导的细胞抗病毒免疫反应的模式图

## (二) 其它蛋白对 VISA 的泛素化

　　有研究表明,病毒感染诱导 VISA 的泛素化,随着病毒感染时间的增加,VISA 的泛素化逐渐增强。相应地,我们发现 VISA 的表达量随着病毒感染时间的增加而逐渐降低,表明病毒感染诱导 VISA 通过泛素-蛋白酶体途径降解。然而,下调 RNF5 的表达仅仅抑制早期病毒感染(6 ~ 12 小时)诱导的 VISA 的降解。病毒感染 24 小时后,转染 control-RNAi 和 RNF5-RNAi 的细胞中,VISA 的表达量均降低至同样的水平,暗示着还有其它蛋白在病毒感染后期促进 VISA 的降解。最近有研究表明 RNF125、AIP4 以及 PSMA7 能诱导 VISA 泛素化降解。有趣的是,这三个蛋白的表达均受病毒感染或 IFN 的诱导,都能促进 VISA 泛素化降解。因此,一个可能的模型是:病毒感染诱导 RNF5 在线粒体上聚集,使得 RNF5 与 VISA 和 MITA 在空间上接近,并促进 VISA 与 MITA 的泛素化;随着病毒感染时间的增加,RNF125、AIP4 以及 PSMA7 被诱导表达,这些蛋白在细胞中的聚集使得它们能与 VISA 相互作用,并促进 VISA 的泛素化。这一猜想还需要更多的实验证据来支持。

此外,还有文献报道病毒感染诱导 VISA 在 K500 发生 K63 连接的泛素化,从而招募 IKKε,激活 NF-κB 以及某些 ISG 基因的表达(Paz et al. , 2009)。我们发现共转染 RNF5 与 VISA(K500R),与野生型 VISA 相比,VISA(K500R)的泛素化程度并没有明显降低,因此,RNF5 并不介导 VISA 发生 K63 连接的泛素化。因此,介导 VISA 发生 K63 连接泛素化的蛋白还需要进一步研究来鉴定。

## 第四节　研究总结与展望

我们的研究发现了一个定位于线粒体介导病毒感染诱导 I 型干扰素表达的新的接头蛋白 MITA,进一步阐述了病毒感染诱导 I 型干扰素表达的机制;同时我们还发现定位于内质网和线粒体的 E3 泛素连接酶 RNF5 通过泛素化降解 MITA 和 VISA,负调控病毒感染诱导的 I 型干扰素的表达,防止免疫系统过度激活对宿主造成的伤害,也暗示着亚细胞器线粒体-内质网之间的"交流"(interplay)在抵御病毒感染与防止过度免疫的平衡过程中扮演着非常重要的角色。

在本书中用到的病毒如 SeV 和 VSV 都是 RNA 病毒,除了 RNA 病毒外,DNA 病毒感染也能诱导 I 型干扰素的表达。2009 年,两个研究小组同时报道了 RNA polymerase III 能识别病毒富含 AT 的 ds-DNA,并转录为 5′ppp dsRNA,从而通过 RIG-I 介导的信号转导激活 I 型干扰素的表达。然而,在原代细胞中,敲除 VISA 并不抑制 dsDNA 以及 DNA 病毒感染诱导的 I 型干扰素的表达,暗示着还存在另外的 DNA 病毒受体以及相应的接头蛋白介导 DNA 病毒的识别及其感染介导的信号转导。对 *MITA*$^{-/-}$ 小鼠的研究表明,MITA 是 HSV 以及 VV 感染引发的信号转导所必需(Ishikawa et al. , 2009)。然而,MITA 并不直接识别病毒的 DNA 结构,因此,细胞内必定存在另外的病毒 DNA 的受体,并通过 MITA 来传递信号,激活 I 型干扰素,这些(个)受体的鉴定还有待进一步研究。

10 年前,人们对宿主识别病毒 PAMPs 的机制以及病毒感染诱导 I 型干扰素和促炎症细胞因子产生的细胞生物学机制几乎一无所知。现在,大量关于 PRRs 介导的病毒核酸识别的分子机制及下游信号事件的研究方兴未艾。尽管最近几年对 TLRs 与 RLRs 介导的信号转导机制的认识有了飞跃式地提高,但是 PRRs 介导的信号通路中仍存在许多未解决的问题。如 TLRs/RLRs 通路中是否还有其它未发现的新的分子? PRRs 介导的信号通路是如何受到精细地调控? PRRs 介导的信号通路间又存在着怎么的"分子交谈"以抑制病毒的复制? 病毒感染的不同时期及病毒感染的不同方式会引起 PRRs 介导的信号通路怎样的协同或拮抗,并如何进一步诱导适应性免疫? 随着研究的深入,相信这些问题都会一一解决。

# 参 考 文 献

[1] Ablasser, A., Bauernfeind, F., Hartmann, G., Latz, E., Fitz-gerald, K. A., and Hornung, V. (2009). RIG-I-dependent sens-ing of poly(dA:dT) through the induction of an RNA polymerase III-transcribed RNA intermediate. Nat Immunol *10*, 1065-1072.

[2] Agalioti, T., Lomvardas, S., Parekh, B., Yie, J., Maniatis, T., and Thanos, D. (2000). Ordered recruitment of chromatin modifying and general transcription factors to the IFN-beta promoter. Cell *103*, 667-678.

[3] Akira, S., and Takeda, K. (2004). Toll-like receptor signalling. Nat Rev Immunol *4*, 499-511.

[4] Alexopoulou, L., Holt, A. C., Medzhitov, R., and Flavell, R. A. (2001). Recognition of double-stranded RNA and activation of NF-kappaB by Toll-like receptor 3. Nature *413*, 732-738.

[5] Alexopoulou, L., Thomas, V., Schnare, M., Lobet, Y., An-guita, J., Schoen, R. T., Medzhitov, R., Fikrig, E., and Fla-vell, R. A. (2002). Hyporesponsiveness to vaccination with Bor-relia burgdorferi OspA in humans and in TLR1- and TLR2-deficient mice. Nat Med *8*, 878-884.

[6] Allen, I. C., Scull, M. A., Moore, C. B., Holl, E. K., McEl-vania-TeKippe, E., Taxman, D. J., Guthrie, E. H., Pickles, R. J., and Ting, J. P. (2009). The NLRP3 inflammasome medi-ates in vivo innate immunity to influenza A virus through recognition of viral RNA. Immunity *30*, 556-565.

[7] Amer, A., Franchi, L., Kanneganti, T. D., Body-Malapel, M.,

Ozoren, N. , Brady, G. , Meshinchi, S. , Jagirdar, R. , Gewirtz, A. , Akira, S. , and Nunez, G. (2006). Regulation of Legionella phagosome maturation and infection through flagellin and host Ipaf. J Biol Chem *281*, 35217-35223.

[8] An, H. , Hou, J. , Zhou, J. , Zhao, W. , Xu, H. , Zheng, Y. , Yu, Y. , Liu, S. , and Cao, X. (2008). Phosphatase SHP-1 promotes TLR- and RIG-I-activated production of type I interferon by inhibiting the kinase IRAK1. Nat Immunol *9*, 542-550.

[9] An, H. , Zhao, W. , Hou, J. , Zhang, Y. , Xie, Y. , Zheng, Y. , Xu, H. , Qian, C. , Zhou, J. , Yu, Y. , *et al.* (2006). SHP-2 phosphatase negatively regulates the TRIF adaptor protein-dependent type I interferon and proinflammatory cytokine production. Immunity *25*, 919-928.

[10] Ank, N. , West, H. , and Paludan, S. R. (2006). IFN-lambda: novel antiviral cytokines. J Interferon Cytokine Res *26*, 373-379.

[11] Apostolou, E. , and Thanos, D. (2008). Virus Infection Induces NF-kappaB-dependent interchromosomal associations mediating monoallelic IFN-beta gene expression. Cell *134*, 85-96.

[12] Arimoto, K. , Takahashi, H. , Hishiki, T. , Konishi, H. , Fujita, T. , and Shimotohno, K. (2007). Negative regulation of the RIG-I signaling by the ubiquitin ligase RNF125. Proc Natl Acad Sci U S A *104*, 7500-7505.

[13] Balachandran, S. , Thomas, E. , and Barber, G. N. (2004). A FADD-dependent innate immune mechanism in mammalian cells. Nature *432*, 401-405.

[14] Barbalat, R. , Lau, L. , Locksley, R. M. , and Barton, G. M. (2009). Toll-like receptor 2 on inflammatory monocytes induces type I interferon in response to viral but not bacterial ligands. Nat Immunol *10*, 1200-1207.

[15] Barreiro, L. B. , Ben-Ali, M. , Quach, H. , Laval, G. , Patin, E. , Pickrell, J. K. , Bouchier, C. , Tichit, M. , Neyrolles, O. ,

126

Gicquel, B. , *et al.* ( 2009 ). Evolutionary dynamics of human Toll-like receptors and their different contributions to host defense. PLoS Genet *5* , e1000562.

[ 16 ] Bauer, S. , Pigisch, S. , Hangel, D. , Kaufmann, A. , and Hamm, S. ( 2008 ). Recognition of nucleic acid and nucleic acid analogs by Toll-like receptors 7, 8 and 9. Immunobiology *213* , 315-328.

[ 17 ] Bhoj, V. G. , and Chen, Z. J. ( 2009 ). Ubiquitylation in innate and adaptive immunity. Nature *458* , 430-437.

[ 18 ] Boone, D. L. , Turer, E. E. , Lee, E. G. , Ahmad, R. C. , Wheeler, M. T. , Tsui, C. , Hurley, P. , Chien, M. , Chai, S. , Hitotsumatsu, O. , *et al.* ( 2004 ). The ubiquitin-modifying enzyme A20 is required for termination of Toll-like receptor responses. Nat Immunol *5* , 1052-1060.

[ 19 ] Bowie, A. G. , and Unterholzner, L. ( 2008 ). Viral evasion and subversion of pattern-recognition receptor signalling. Nat Rev Immunol *8* , 911-922.

[ 20 ] Boyden, E. D. , and Dietrich, W. F. ( 2006 ). Nalplb controls mouse macrophage susceptibility to anthrax lethal toxin. Nat Genet *38* , 240-244.

[ 21 ] Bromberg, K. D. , Kluger, H. M. , Delaunay, A. , Abbas, S. , DiVito, K. A. , Krajewski, S. , and Ronai, Z. ( 2007 ). Increased expression of the E3 ubiquitin ligase RNF5 is associated with decreased survival in breast cancer. Cancer Res *67* , 8172-8179.

[ 22 ] Burckstummer, T. , Baumann, C. , Bluml, S. , Dixit, E. , Durnberger, G. , Jahn, H. , Planyavsky, M. , Bilban, M. , Colinge, J. , Bennett, K. L. , and Superti-Furga, G. ( 2009 ). An orthogonal proteomic-genomic screen identifies AIM2 as a cytoplasmic DNA sensor for the inflammasome. Nat Immunol *10* , 266-272.

[ 23 ] Burns, K. , Janssens, S. , Brissoni, B. , Olivos, N. , Beyaert,

R. , and Tschopp, J. (2003). Inhibition of interleukin 1 receptor/Toll-like receptor signaling through the alternatively spliced, short form of MyD88 is due to its failure to recruit IRAK-4. J Exp Med *197*, 263-268.

[24] Cao, W. , Manicassamy, S. , Tang, H. , Kasturi, S. P. , Pirani, A. , Murthy, N. , and Pulendran, B. (2008). Toll-like receptor-mediated induction of type I interferon in plasmacytoid dendritic cells requires the rapamycin-sensitive PI (3) K-mTOR-p70S6K pathway. Nat Immunol *9*, 1157-1164.

[25] Carty, M. , Goodbody, R. , Schroder, M. , Stack, J. , Moynagh, P. N. , and Bowie, A. G. (2006). The human adaptor SARM negatively regulates adaptor protein TRIF-dependent Toll-like receptor signaling. Nat Immunol *7*, 1074-1081.

[26] Chamaillard, M. , Hashimoto, M. , Horie, Y. , Masumoto, J. , Qiu, S. , Saab, L. , Ogura, Y. , Kawasaki, A. , Fukase, K. , Kusumoto, S. , *et al.* (2003). An essential role for NOD1 in host recognition of bacterial peptidoglycan containing diaminopimelic acid. Nat Immunol *4*, 702-707.

[27] Chau, T. L. , Gioia, R. , Gatot, J. S. , Patrascu, F. , Carpentier, I. , Chapelle, J. P. , O'Neill, L. , Beyaert, R. , Piette, J. , and Chariot, A. (2008). Are the IKKs and IKK-related kinases TBK1 and IKK-epsilon similarly activated? Trends Biochem Sci *33*, 171-180.

[28] Chaudhary, P. M. , Ferguson, C. , Nguyen, V. , Nguyen, O. , Massa, H. F. , Eby, M. , Jasmin, A. , Trask, B. J. , Hood, L. , and Nelson, P. S. (1998). Cloning and characterization of two Toll/Interleukin-1 receptor-like genes TIL3 and TIL4: evidence for a multi-gene receptor family in humans. Blood *91*, 4020-4027.

[29] Chiu, Y. H. , Macmillan, J. B. , and Chen, Z. J. (2009a). RNA polymerase III detects cytosolic DNA and induces type I in-

terferons through the RIG-I pathway. Cell *138*, 576-591.

[30]Chiu, Y. H. , Zhao, M. , and Chen, Z. J. (2009b). Ubiquitin in NF-kappaB signaling. Chem Rev *109*, 1549-1560.

[31]Choi, M. K. , Wang, Z. , Ban, T. , Yanai, H. , Lu, Y. , Koshiba, R. , Nakaima, Y. , Hangai, S. , Savitsky, D. , Nakasato, M. , *et al.* (2009). A selective contribution of the RIG-I-like receptor pathway to type I interferon responses activated by cytosolic DNA. Proc Natl Acad Sci U S A *106*, 17870-17875.

[32]Chuang, T. H. , and Ulevitch, R. J. (2004). Triad3A, an E3 ubiquitin-protein ligase regulating Toll-like receptors. Nat Immunol *5*, 495-502.

[33]Covert, M. W. , Leung, T. H. , Gaston, J. E. , and Baltimore, D. (2005). Achieving stability of lipopolysaccharide-induced NF-kappaB activation. Science *309*, 1854-1857.

[34]Cui, S. , Eisenacher, K. , Kirchhofer, A. , Brzozka, K. , Lammens, A. , Lammens, K. , Fujita, T. , Conzelmann, K. K. , Krug, A. , and Hopfner, K. P. (2008). The C-terminal regulatory domain is the RNA 5'-triphosphate sensor of RIG-I. Mol Cell *29*, 169-179.

[35]Deng, W. , Shi, M. , Han, M. , Zhong, J. , Li, Z. , Li, W. , Hu, Y. , Yan, L. , Wang, J. , He, Y. , *et al.* (2008). Negative regulation of virus-triggered IFN-beta signaling pathway by alternative splicing of TBK1. J Biol Chem *283*, 35590-35597.

[36]Diao, F. , Li, S. , Tian, Y. , Zhang, M. , Xu, L. G. , Zhang, Y. , Wang, R. P. , Chen, D. , Zhai, Z. , Zhong, B. , *et al.* (2007). Negative regulation of MDA5- but not RIG-I-mediated innate antiviral signaling by the dihydroxyacetone kinase. Proc Natl Acad Sci U S A *104*, 11706-11711.

[37]Didier, C. , Broday, L. , Bhoumik, A. , Israeli, S. , Takahashi, S. , Nakayama, K. , Thomas, S. M. , Turner, C. E. , Henderson, S. , Sabe, H. , and Ronai, Z. (2003). RNF5, a RING fin-

129

ger protein that regulates cell motility by targeting paxillin ubiquiti-nation and altered localization. Mol Cell Biol *23*, 5331-5345.

[38]Diebold, S. S. , Kaisho, T. , Hemmi, H. , Akira, S. , and Reis e Sousa, C. (2004). Innate antiviral responses by means of TLR7-mediated recognition of single-stranded RNA. Science *303*, 1529-1531.

[39]Diehl, G. E. , Yue, H. H. , Hsieh, K. , Kuang, A. A. , Ho, M. , Morici, L. A. , Lenz, L. L. , Cado, D. , Riley, L. W. , and Winoto, A. (2004). TRAIL-R as a negative regulator of in-nate immune cell responses. Immunity *21*, 877-889.

[40]Divanovic, S. , Trompette, A. , Atabani, S. F. , Madan, R. , Golenbock, D. T. , Visintin, A. , Finberg, R. W. , Tarak-hovsky, A. , Vogel, S. N. , Belkaid, Y. , *et al.* (2005). Nega-tive regulation of Toll-like receptor 4 signaling by the Toll-like re-ceptor homolog RP105. Nat Immunol *6*, 571-578.

[41] Edelmann, K. H. , Richardson-Burns, S. , Alexopoulou, L. , Tyler, K. L. , Flavell, R. A. , and Oldstone, M. B. (2004). Does Toll-like receptor 3 play a biological role in virus infections? Virology *322*, 231-238.

[42]Ermolaeva, M. A. , Michallet, M. C. , Papadopoulou, N. , Uter-mohlen, O. , Kranidioti, K. , Kollias, G. , Tschopp, J. , and Pasparakis, M. (2008). Function of TRADD in tumor necrosis factor receptor 1 signaling and in TRIF-dependent inflammatory re-sponses. Nat Immunol *9*, 1037-1046.

[43]Ewald, S. E. , Lee, B. L. , Lau, L. , Wickliffe, K. E. , Shi, G. P. , Chapman, H. A. , and Barton, G. M. (2008). The ectodomain of Toll-like receptor 9 is cleaved to generate a function-al receptor. Nature *456*, 658-662.

[44] Fahimi, A. , Kharrazi-Pakdel, A. , and Talaei-Hassanloui, R. (2008). Evaluation of effect of PxGV-Taiwanii on cabbage moth Plutella xylostella ( Lep. : Plutellidae) in laboratory conditions.

Pak J Biol Sci *11*, 1768-1770.

[45] Fernandes-Alnemri, T. , Yu, J. W. , Datta, P. , Wu, J. , and Alnemri, E. S. (2009). AIM2 activates the inflammasome and cell death in response to cytoplasmic DNA. Nature *458*, 509-513.

[46] Franchi, L. , Amer, A. , Body-Malapel, M. , Kanneganti, T. D. , Ozoren, N. , Jagirdar, R. , Inohara, N. , Vandenabeele, P. , Bertin, J. , Coyle, A. , *et al.* (2006). Cytosolic flagellin requires Ipaf for activation of caspase-1 and interleukin 1beta in salmonella-infected macrophages. Nat Immunol *7*, 576-582.

[47] Franchi, L. , Stoolman, J. , Kanneganti, T. D. , Verma, A. , Ramphal, R. , and Nunez, G. (2007). Critical role for Ipaf in Pseudomonas aeruginosa-induced caspase-1 activation. Eur J Immunol *37*, 3030-3039.

[48] Franchi, L. , Warner, N. , Viani, K. , and Nunez, G. (2009). Function of Nod-like receptors in microbial recognition and host defense. Immunol Rev *227*, 106-128.

[49] Franzini-Armstrong, C. (2007). ER-mitochondria communication. How privileged? Physiology (Bethesda) *22*, 261-268.

[50] Friedman, C. S. , O´Donnell, M. A. , Legarda-Addison, D. , Ng, A. , Cardenas, W. B. , Yount, J. S. , Moran, T. M. , Basler, C. F. , Komuro, A. , Horvath, C. M. , *et al.* (2008). The tumour suppressor CYLD is a negative regulator of RIG-I-mediated antiviral response. EMBO Rep *9*, 930-936.

[51] Fukata, M. , Vamadevan, A. S. , and Abreu, M. T. (2009). Toll-like receptors (TLRs) and Nod-like receptors (NLRs) in inflammatory disorders. Semin Immunol *21*, 242-253.

[52] Fukui, R. , Saitoh, S. , Matsumoto, F. , Kozuka-Hata, H. , Oyama, M. , Tabeta, K. , Beutler, B. , and Miyake, K. (2009). Unc93B1 biases Toll-like receptor responses to nucleic acid in dendritic cells toward DNA- but against RNA-sensing. J Exp Med *206*, 1339-1350.

[53] Gack, M. U., Kirchhofer, A., Shin, Y. C., Inn, K. S., Liang, C., Cui, S., Myong, S., Ha, T., Hopfner, K. P., and Jung, J. U. (2008). Roles of RIG-I N-terminal tandem CARD and splice variant in TRIM25-mediated antiviral signal transduction. Proc Natl Acad Sci U S A *105*, 16743-16748.

[54] Gack, M. U., Shin, Y. C., Joo, C. H., Urano, T., Liang, C., Sun, L., Takeuchi, O., Akira, S., Chen, Z., Inoue, S., and Jung, J. U. (2007). TRIM25 RING-finger E3 ubiquitin ligase is essential for RIG-I-mediated antiviral activity. Nature *446*, 916-920.

[55] Gao, D., Wang, R., Li, B., Yang, Y., Zhai, Z., and Chen, D. Y. (2009a). WDR34 is a novel TAK1-associated suppressor of the IL-1R/TLR3/TLR4-induced NF-kappaB activation pathway. Cell Mol Life Sci *66*, 2573-2584.

[56] Gao, D., Yang, Y. K., Wang, R. P., Zhou, X., Diao, F. C., Li, M. D., Zhai, Z. H., Jiang, Z. F., and Chen, D. Y. (2009b). REUL is a novel E3 ubiquitin ligase and stimulator of retinoic-acid-inducible gene-I. PLoS One *4*, e5760.

[57] Gatot, J. S., Gioia, R., Chau, T. L., Patrascu, F., Warnier, M., Close, P., Chapelle, J. P., Muraille, E., Brown, K., Siebenlist, U., *et al.* (2007). Lipopolysaccharide-mediated interferon regulatory factor activation involves TBK1-IKKepsilon-dependent Lys(63)-linked polyubiquitination and phosphorylation of TANK/I-TRAF. J Biol Chem *282*, 31131-31146.

[58] Genin, P., Lin, R., Hiscott, J., and Civas, A. (2009a). Differential regulation of human interferon A gene expression by interferon regulatory factors 3 and 7. Mol Cell Biol *29*, 3435-3450.

[59] Genin, P., Vaccaro, A., and Civas, A. (2009b). The role of differential expression of human interferon--a genes in antiviral immunity. Cytokine Growth Factor Rev *20*, 283-295.

[60] Georgel, P., Jiang, Z., Kunz, S., Janssen, E., Mols, J.,

Hoebe, K. , Bahram, S. , Oldstone, M. B. , and Beutler, B. (2007). Vesicular stomatitis virus glycoprotein G activates a specific antiviral Toll-like receptor 4-dependent pathway. Virology *362*, 304-313.

[61] Ghosh, S. , and Karin, M. (2002). Missing pieces in the NF-kappaB puzzle. Cell *109 Suppl*, S81-96.

[62] Gilmore, T. D. (2006). Introduction to NF-kappaB: players, pathways, perspectives. Oncogene *25*, 6680-6684.

[63] Girardin, S. E. , Boneca, I. G. , Carneiro, L. A. , Antignac, A. , Jehanno, M. , Viala, J. , Tedin, K. , Taha, M. K. , Labigne, A. , Zahringer, U. , *et al.* (2003). Nod1 detects a unique muropeptide from gram-negative bacterial peptidoglycan. Science *300*, 1584-1587.

[64] Gottipati, S. , Rao, N. L. , and Fung-Leung, W. P. (2008). I-RAK1: a critical signaling mediator of innate immunity. Cell Signal *20*, 269-276.

[65] Guo, B. , and Cheng, G. (2007). Modulation of the interferon antiviral response by the TBK1/IKKi adaptor protein TANK. J Biol Chem *282*, 11817-11826.

[66] Hacker, H. , and Karin, M. (2006). Regulation and function of IKK and IKK-related kinases. Sci STKE *2006*, re13.

[67] Han, K. J. , Su, X. , Xu, L. G. , Bin, L. H. , Zhang, J. , and Shu, H. B. (2004). Mechanisms of the TRIF-induced interferon-stimulated response element and NF-kappaB activation and apoptosis pathways. J Biol Chem *279*, 15652-15661.

[68] Hayden, M. S. , and Ghosh, S. (2004). Signaling to NF-kappaB. Genes Dev *18*, 2195-2224.

[69] Heil, F. , Hemmi, H. , Hochrein, H. , Ampenberger, F. , Kirschning, C. , Akira, S. , Lipford, G. , Wagner, H. , and Bauer, S. (2004). Species-specific recognition of single-stranded RNA via toll-like receptor 7 and 8. Science *303*, 1526-1529.

133

[70] Hemmi, H. , Kaisho, T. , Takeuchi, O. , Sato, S. , Sanjo, H. , Hoshino, K. , Horiuchi, T. , Tomizawa, H. , Takeda, K. , and Akira, S. (2002). Small anti-viral compounds activate immune cells via the TLR7 MyD88-dependent signaling pathway. Nat Immunol *3*, 196-200.

[71] Hemmi, H. , Takeuchi, O. , Kawai, T. , Kaisho, T. , Sato, S. , Sanjo, H. , Matsumoto, M. , Hoshino, K. , Wagner, H. , Takeda, K. , and Akira, S. (2000). A Toll-like receptor recognizes bacterial DNA. Nature *408*, 740-745.

[72] Hemmi, H. , Takeuchi, O. , Sato, S. , Yamamoto, M. , Kaisho, T. , Sanjo, H. , Kawai, T. , Hoshino, K. , Takeda, K. , and Akira, S. (2004). The roles of two IkappaB kinase-related kinases in lipopolysaccharide and double stranded RNA signaling and viral infection. J Exp Med *199*, 1641-1650.

[73] Higgs, R. , Ni Gabhann, J. , Ben Larbi, N. , Breen, E. P. , Fitzgerald, K. A. , and Jefferies, C. A. (2008). The E3 ubiquitin ligase Ro52 negatively regulates IFN-beta production post-pathogen recognition by polyubiquitin-mediated degradation of IRF3. J Immunol *181*, 1780-1786.

[74] Hisamatsu, T. , Suzuki, M. , Reinecker, H. C. , Nadeau, W. J. , McCormick, B. A. , and Podolsky, D. K. (2003). CARD15/NOD2 functions as an antibacterial factor in human intestinal epithelial cells. Gastroenterology *124*, 993-1000.

[75] Honda, K. , Ohba, Y. , Yanai, H. , Negishi, H. , Mizutani, T. , Takaoka, A. , Taya, C. , and Taniguchi, T. (2005a). Spatiotemporal regulation of MyD88-IRF-7 signalling for robust type-I interferon induction. Nature *434*, 1035-1040.

[76] Honda, K. , Takaoka, A. , and Taniguchi, T. (2006). Type I interferon [corrected] gene induction by the interferon regulatory factor family of transcription factors. Immunity *25*, 349-360.

[77] Honda, K. , Yanai, H. , Negishi, H. , Asagiri, M. , Sato, M. ,

134

Mizutani, T. , Shimada, N. , Ohba, Y. , Takaoka, A. , Yoshida, N. , and Taniguchi, T. (2005b). IRF-7 is the master regulator of type-I interferon-dependent immune responses. Nature *434*, 772-777.

[78] Honda, K. , Yanai, H. , Takaoka, A. , and Taniguchi, T. (2005c). Regulation of the type I IFN induction: a current view. Int Immunol *17*, 1367-1378.

[79] Hornung, V. , Ablasser, A. , Charrel-Dennis, M. , Bauernfeind, F. , Horvath, G. , Caffrey, D. R. , Latz, E. , and Fitzgerald, K. A. (2009). AIM2 recognizes cytosolic dsDNA and forms a caspase-1-activating inflammasome with ASC. Nature *458*, 514-518.

[80] Hornung, V. , Ellegast, J. , Kim, S. , Brzozka, K. , Jung, A. , Kato, H. , Poeck, H. , Akira, S. , Conzelmann, K. K. , Schlee, M. , *et al.* (2006). 5′-Triphosphate RNA is the ligand for RIG-I. Science *314*, 994-997.

[81] Hornung, V. , Guenthner-Biller, M. , Bourquin, C. , Ablasser, A. , Schlee, M. , Uematsu, S. , Noronha, A. , Manoharan, M. , Akira, S. , de Fougerolles, A. , *et al.* (2005). Sequence-specific potent induction of IFN-alpha by short interfering RNA in plasmacytoid dendritic cells through TLR7. Nat Med *11*, 263-270.

[82] Hornung, V. , Rothenfusser, S. , Britsch, S. , Krug, A. , Jahrsdorfer, B. , Giese, T. , Endres, S. , and Hartmann, G. (2002). Quantitative expression of toll-like receptor 1-10 mRNA in cellular subsets of human peripheral blood mononuclear cells and sensitivity to CpG oligodeoxynucleotides. J Immunol *168*, 4531-4537.

[83] Hu, X. , Paik, P. K. , Chen, J. , Yarilina, A. , Kockeritz, L. , Lu, T. T. , Woodgett, J. R. , and Ivashkiv, L. B. (2006). IFN-gamma suppresses IL-10 production and synergizes with TLR2 by regulating GSK3 and CREB/AP-1 proteins. Immunity *24*, 563-574.

[84] Huang, J., Liu, T., Xu, L. G., Chen, D., Zhai, Z., and Shu, H. B. (2005). SIKE is an IKK epsilon/TBK1-associated suppressor of TLR3- and virus-triggered IRF-3 activation pathways. Embo J *24*, 4018-4028.

[85] Ikeda, H., Old, L. J., and Schreiber, R. D. (2002). The roles of IFN gamma in protection against tumor development and cancer immunoediting. Cytokine Growth Factor Rev *13*, 95-109.

[86] Isaacs, A., and Lindenmann, J. (1957). Virus interference. I. The interferon. Proc R Soc Lond B Biol Sci *147*, 258-267.

[87] Ishii, K. J., and Akira, S. (2006). Innate immune recognition of, and regulation by, DNA. Trends Immunol *27*, 525-532.

[88] Ishii, K. J., Kawagoe, T., Koyama, S., Matsui, K., Kumar, H., Kawai, T., Uematsu, S., Takeuchi, O., Takeshita, F., Coban, C., and Akira, S. (2008). TANK-binding kinase-1 delineates innate and adaptive immune responses to DNA vaccines. Nature *451*, 725-729.

[89] Ishikawa, H., and Barber, G. N. (2008). STING is an endoplasmic reticulum adaptor that facilitates innate immune signalling. Nature *455*, 674-678.

[90] Ishikawa, H., Ma, Z., and Barber, G. N. (2009). STING regulates intracellular DNA-mediated, type I interferon-dependent innate immunity. Nature *461*, 788-792.

[91] Jia, Y., Song, T., Wei, C., Ni, C., Zheng, Z., Xu, Q., Ma, H., Li, L., Zhang, Y., He, X., *et al.* (2009). Negative regulation of MAVS-mediated innate immune response by PSMA7. J Immunol *183*, 4241-4248.

[92] Jiang, Z., Mak, T. W., Sen, G., and Li, X. (2004). Toll-like receptor 3-mediated activation of NF-kappaB and IRF3 diverges at Toll-IL-1 receptor domain-containing adapter inducing IFN-beta. Proc Natl Acad Sci U S A *101*, 3533-3538.

[93] Jin, L., Waterman, P. M., Jonscher, K. R., Short, C. M.,

Reisdorph, N. A. , and Cambier, J. C. (2008). MPYS, a novel membrane tetraspanner, is associated with major histocompatibility complex class II and mediates transduction of apoptotic signals. Mol Cell Biol *28*, 5014-5026.

[94] Jounai, N. , Takeshita, F. , Kobiyama, K. , Sawano, A. , Miyawaki, A. , Xin, K. Q. , Ishii, K. J. , Kawai, T. , Akira, S. , Suzuki, K. , and Okuda, K. (2007). The Atg5 Atg12 conjugate associates with innate antiviral immune responses. Proc Natl Acad Sci U S A *104*, 14050-14055.

[95] Jude, B. A. , Pobezinskaya, Y. , Bishop, J. , Parke, S. , Medzhitov, R. M. , Chervonsky, A. V. , and Golovkina, T. V. (2003). Subversion of the innate immune system by a retrovirus. Nat Immunol *4*, 573-578.

[96] Kang, J. Y. , Nan, X. , Jin, M. S. , Youn, S. J. , Ryu, Y. H. , Mah, S. , Han, S. H. , Lee, H. , Paik, S. G. , and Lee, J. O. (2009). Recognition of lipopeptide patterns by Toll-like receptor 2-Toll-like receptor 6 heterodimer. Immunity *31*, 873-884.

[97] Kanneganti, T. D. , Ozoren, N. , Body-Malapel, M. , Amer, A. , Park, J. H. , Franchi, L. , Whitfield, J. , Barchet, W. , Colonna, M. , Vandenabeele, P. , *et al.* (2006). Bacterial RNA and small antiviral compounds activate caspase-1 through cryopyrin/Nalp3. Nature *440*, 233-236.

[98] Kato, H. , Sato, S. , Yoneyama, M. , Yamamoto, M. , Uematsu, S. , Matsui, K. , Tsujimura, T. , Takeda, K. , Fujita, T. , Takeuchi, O. , and Akira, S. (2005). Cell type-specific involvement of RIG-I in antiviral response. Immunity *23*, 19-28.

[99] Kato, H. , Takeuchi, O. , Mikamo-Satoh, E. , Hirai, R. , Kawai, T. , Matsushita, K. , Hiiragi, A. , Dermody, T. S. , Fujita, T. , and Akira, S. (2008). Length-dependent recognition of double-stranded ribonucleic acids by retinoic acid-inducible gene-I and melanoma differentiation-associated gene 5. J Exp Med *205*,

1601-1610.

[100] Kato, H. , Takeuchi, O. , Sato, S. , Yoneyama, M. , Yamamo-
to, M. , Matsui, K. , Uematsu, S. , Jung, A. , Kawai, T. ,
Ishii, K. J. , et al. (2006). Differential roles of MDA5 and
RIG-I helicases in the recognition of RNA viruses. Nature 441,
101-105.

[101] Kawagoe, T. , Takeuchi, O. , Takabatake, Y. , Kato, H. , Isa-
ka, Y. , Tsujimura, T. , and Akira, S. (2009). TANK is a
negative regulator of Toll-like receptor signaling and is critical for
the prevention of autoimmune nephritis. Nat Immunol 10, 965-
972.

[102] Kawai, T. , and Akira, S. (2008). Toll-like receptor and RIG-
I-like receptor signaling. Ann N Y Acad Sci 1143, 1-20.

[103] Kawai, T. , and Akira, S. (2009). The roles of TLRs, RLRs
and NLRs in pathogen recognition. Int Immunol 21, 317-337.

[104] Kawai, T. , Takahashi, K. , Sato, S. , Coban, C. , Kumar, H. ,
Kato, H. , Ishii, K. J. , Takeuchi, O. , and Akira, S. (2005).
IPS-1, an adaptor triggering RIG-I- and Mda5-mediated type I in-
terferon induction. Nat Immunol 6, 981-988.

[105] Kayagaki, N. , Phung, Q. , Chan, S. , Chaudhari, R. , Quan,
C. , O'Rourke, K. M. , Eby, M. , Pietras, E. , Cheng, G. ,
Bazan, J. F. , et al. (2007). DUBA: a deubiquitinase that reg-
ulates type I interferon production. Science 318, 1628-1632.

[106] Keating, S. E. , Maloney, G. M. , Moran, E. M. , and Bowie,
A. G. (2007). IRAK-2 participates in multiple toll-like receptor
signaling pathways to NFkappaB via activation of TRAF6 ubiquiti-
nation. J Biol Chem 282, 33435-33443.

[107] Kim, M. J. , Hwang, S. Y. , Imaizumi, T. , and Yoo, J. Y.
(2008). Negative feedback regulation of RIG-I-mediated antiviral
signaling by interferon-induced ISG15 conjugation. J Virol 82,
1474-1483.

[108]Kim, Y. , Zhou, P. , Qian, L. , Chuang, J. Z. , Lee, J. , Li, C. , Iadecola, C. , Nathan, C. , and Ding, A. (2007). MyD88-5 links mitochondria, microtubules, and JNK3 in neurons and regulates neuronal survival. J Exp Med *204*, 2063-2074.

[109]Kleinman, M. E. , Yamada, K. , Takeda, A. , Chandrasekaran, V. , Nozaki, M. , Baffi, J. Z. , Albuquerque, R. J. , Yamasaki, S. , Itaya, M. , Pan, Y. , *et al.* (2008). Sequence- and target-independent angiogenesis suppression by siRNA via TLR3. Nature *452*, 591-597.

[110]Klinman, D. M. (2004). Immunotherapeutic uses of CpG oligodeoxynucleotides. Nat Rev Immunol *4*, 249-258.

[111]Kobayashi, K. , Hernandez, L. D. , Galan, J. E. , Janeway, C. A. , Jr. , Medzhitov, R. , and Flavell, R. A. (2002). I-RAK-M is a negative regulator of Toll-like receptor signaling. Cell *110*, 191-202.

[112]Komuro, A. , Bamming, D. , and Horvath, C. M. (2008). Negative regulation of cytoplasmic RNA-mediated antiviral signaling. Cytokine *43*, 350-358.

[113]Krieg, A. M. (2002). CpG motifs in bacterial DNA and their immune effects. Annu Rev Immunol *20*, 709-760.

[114]Krug, A. , French, A. R. , Barchet, W. , Fischer, J. A. , Dzionek, A. , Pingel, J. T. , Orihuela, M. M. , Akira, S. , Yokoyama, W. M. , and Colonna, M. (2004a). TLR9-dependent recognition of MCMV by IPC and DC generates coordinated cytokine responses that activate antiviral NK cell function. Immunity *21*, 107-119.

[115]Krug, A. , Luker, G. D. , Barchet, W. , Leib, D. A. , Akira, S. , and Colonna, M. (2004b). Herpes simplex virus type 1 activates murine natural interferon-producing cells through toll-like receptor 9. Blood *103*, 1433-1437.

[116]Kumagai, Y. , Takeuchi, O. , Kato, H. , Kumar, H. , Matsui,

K. , Morii, E. , Aozasa, K. , Kawai, T. , and Akira, S. (2007). Alveolar macrophages are the primary interferon-alpha producer in pulmonary infection with RNA viruses. Immunity 27, 240-252.

[117] Kumar, H. , Kawai, T. , and Akira, S. (2009a). Pathogen recognition in the innate immune response. Biochem J 420, 1-16.

[118] Kumar, H. , Kawai, T. , and Akira, S. (2009b). Toll-like receptors and innate immunity. Biochem Biophys Res Commun 388, 621-625.

[119] Kumar, H. , Kawai, T. , Kato, H. , Sato, S. , Takahashi, K. , Coban, C. , Yamamoto, M. , Uematsu, S. , Ishii, K. J. , Takeuchi, O. , and Akira, S. (2006). Essential role of IPS-1 in innate immune responses against RNA viruses. J Exp Med 203, 1795-1803.

[120] Kurt-Jones, E. A. , Popova, L. , Kwinn, L. , Haynes, L. M. , Jones, L. P. , Tripp, R. A. , Walsh, E. E. , Freeman, M. W. , Golenbock, D. T. , Anderson, L. J. , and Finberg, R. W. (2000). Pattern recognition receptors TLR4 and CD14 mediate response to respiratory syncytial virus. Nat Immunol 1, 398-401.

[121] Le Goffic, R. , Balloy, V. , Lagranderie, M. , Alexopoulou, L. , Escriou, N. , Flavell, R. , Chignard, M. , and Si-Tahar, M. (2006). Detrimental contribution of the Toll-like receptor (TLR) 3 to influenza A virus-induced acute pneumonia. PLoS Pathog 2, e53.

[122] Li, Y. , Li, C. , Xue, P. , Zhong, B. , Mao, A. P. , Ran, Y. , Chen, H. , Wang, Y. Y. , Yang, F. , and Shu, H. B. (2009). ISG56 is a negative-feedback regulator of virus-triggered signaling and cellular antiviral response. Proc Natl Acad Sci U S A 106, 7945-7950.

[123] Lightfield, K. L. , Persson, J. , Brubaker, S. W. , Witte, C. E. , von Moltke, J. , Dunipace, E. A. , Henry, T. , Sun, Y.

H. , Cado, D. , Dietrich, W. F. , *et al.* (2008). Critical function for Naip5 in inflammasome activation by a conserved carboxy-terminal domain of flagellin. Nat Immunol *9*, 1171-1178.

[124] Lin, R. , Lacoste, J. , Nakhaei, P. , Sun, Q. , Yang, L. , Paz, S. , Wilkinson, P. , Julkunen, I. , Vitour, D. , Meurs, E. , and Hiscott, J. (2006a). Dissociation of a MAVS/IPS-1/VISA/Cardif-IKKepsilon molecular complex from the mitochondrial outer membrane by hepatitis C virus NS3-4A proteolytic cleavage. J Virol *80*, 6072-6083.

[125] Lin, R. , Yang, L. , Nakhaei, P. , Sun, Q. , Sharif-Askari, E. , Julkunen, I. , and Hiscott, J. (2006b). Negative regulation of the retinoic acid-inducible gene I-induced antiviral state by the ubiquitin-editing protein A20. J Biol Chem *281*, 2095-2103.

[126] Liu, P. , Li, K. , Garofalo, R. P. , and Brasier, A. R. (2008). Respiratory syncytial virus induces RelA release from cytoplasmic 100-kDa NF-kappa B2 complexes via a novel retinoic acid-inducible gene-I{middle dot}NF- kappa B-inducing kinase signaling pathway. J Biol Chem *283*, 23169-23178.

[127] Lu, G. , Reinert, J. T. , Pitha-Rowe, I. , Okumura, A. , Kellum, M. , Knobeloch, K. P. , Hassel, B. , and Pitha, P. M. (2006). ISG15 enhances the innate antiviral response by inhibition of IRF-3 degradation. Cell Mol Biol (Noisy-le-grand) *52*, 29-41.

[128] Lund, J. , Sato, A. , Akira, S. , Medzhitov, R. , and Iwasaki, A. (2003). Toll-like receptor 9-mediated recognition of Herpes simplex virus-2 by plasmacytoid dendritic cells. J Exp Med *198*, 513-520.

[129] Malathi, K. , Dong, B. , Gale, M. , Jr. , and Silverman, R. H. (2007). Small self-RNA generated by RNase L amplifies antiviral innate immunity. Nature *448*, 816-819.

[130] Mansell, A. , Smith, R. , Doyle, S. L. , Gray, P. , Fenner, J.

141

E. , Crack, P. J. , Nicholson, S. E. , Hilton, D. J. , O'Neill, L. A. , and Hertzog, P. J. (2006). Suppressor of cytokine signaling 1 negatively regulates Toll-like receptor signaling by mediating Mal degradation. Nat Immunol 7, 148-155.

[131] Martin, M. , Rehani, K. , Jope, R. S. , and Michalek, S. M. (2005). Toll-like receptor-mediated cytokine production is differentially regulated by glycogen synthase kinase 3. Nat Immunol 6, 777-784.

[132] Martinon, F. , Mayor, A. , and Tschopp, J. (2009). The inflammasomes: guardians of the body. Annu Rev Immunol 27, 229-265.

[133] Mashima, R. , Saeki, K. , Aki, D. , Minoda, Y. , Takaki, H. , Sanada, T. , Kobayashi, T. , Aburatani, H. , Yamanashi, Y. , and Yoshimura, A. (2005). FLN29, a novel interferon- and LPS-inducible gene acting as a negative regulator of toll-like receptor signaling. J Biol Chem 280, 41289-41297.

[134] Matsumoto, M. , Funami, K. , Tanabe, M. , Oshiumi, H. , Shingai, M. , Seto, Y. , Yamamoto, A. , and Seya, T. (2003). Subcellular localization of Toll-like receptor 3 in human dendritic cells. J Immunol 171, 3154-3162.

[135] McDonald, C. , Inohara, N. , and Nunez, G. (2005). Peptidoglycan signaling in innate immunity and inflammatory disease. J Biol Chem 280, 20177-20180.

[136] McGettrick, A. F. , and O'Neill, L. A. Localisation and trafficking of Toll-like receptors: an important mode of regulation. Curr Opin Immunol.

[137] Meylan, E. , Burns, K. , Hofmann, K. , Blancheteau, V. , Martinon, F. , Kelliher, M. , and Tschopp, J. (2004). RIP1 is an essential mediator of Toll-like receptor 3-induced NF-kappa B activation. Nat Immunol 5, 503-507.

[138] Meylan, E. , Curran, J. , Hofmann, K. , Moradpour, D. , Bind-

er, M. , Bartenschlager, R. , and Tschopp, J. (2005). Cardif is an adaptor protein in the RIG-I antiviral pathway and is targeted by hepatitis C virus. Nature *437*, 1167-1172.

[139] Miao, E. A. , Ernst, R. K. , Dors, M. , Mao, D. P. , and Aderem, A. (2008). Pseudomonas aeruginosa activates caspase 1 through Ipaf. Proc Natl Acad Sci U S A *105*, 2562-2567.

[140] Michallet, M. C. , Meylan, E. , Ermolaeva, M. A. , Vazquez, J. , Rebsamen, M. , Curran, J. , Poeck, H. , Bscheider, M. , Hartmann, G. , Konig, M. , *et al.* (2008). TRADD protein is an essential component of the RIG-like helicase antiviral pathway. Immunity *28*, 651-661.

[141] Mishra, B. B. , Gundra, U. M. , and Teale, J. M. (2008). Expression and distribution of Toll-like receptors 11-13 in the brain during murine neurocysticercosis. J Neuroinflammation *5*, 53.

[142] Moore, C. B. , Bergstralh, D. T. , Duncan, J. A. , Lei, Y. , Morrison, T. E. , Zimmermann, A. G. , Accavitti-Loper, M. A. , Madden, V. J. , Sun, L. , Ye, Z. , *et al.* (2008). NLRX1 is a regulator of mitochondrial antiviral immunity. Nature *451*, 573-577.

[143] Negishi, H. , Fujita, Y. , Yanai, H. , Sakaguchi, S. , Ouyang, X. , Shinohara, M. , Takayanagi, H. , Ohba, Y. , Taniguchi, T. , and Honda, K. (2006). Evidence for licensing of IFN-gamma-induced IFN regulatory factor 1 transcription factor by MyD88 in Toll-like receptor-dependent gene induction program. Proc Natl Acad Sci U S A *103*, 15136-15141.

[144] Ning, S. , Campos, A. D. , Darnay, B. G. , Bentz, G. L. , and Pagano, J. S. (2008). TRAF6 and the three C-terminal lysine sites on IRF7 are required for its ubiquitination-mediated activation by the tumor necrosis factor receptor family member latent membrane protein 1. Mol Cell Biol *28*, 6536-6546.

[145] Oganesyan, G. , Saha, S. K. , Guo, B. , He, J. Q. , Shahang-ian, A. , Zarnegar, B. , Perry, A. , and Cheng, G. (2006). Critical role of TRAF3 in the Toll-like receptor-dependent and -independent antiviral response. Nature *439*, 208-211.

[146] Okumura, A. , Pitha, P. M. , Yoshimura, A. , and Harty, R. N. Interaction between Ebola virus glycoprotein and host toll-like receptor 4 leads to induction of proinflammatory cytokines and SOCS1. J Virol *84*, 27-33.

[147] Oshiumi, H. , Matsumoto, M. , Funami, K. , Akazawa, T. , and Seya, T. (2003). TICAM-1, an adaptor molecule that partici-pates in Toll-like receptor 3-mediated interferon-beta induction. Nat Immunol *4*, 161-167.

[148] Oshiumi, H. , Matsumoto, M. , Hatakeyama, S. , and Seya, T. (2009). Riplet/RNF135, a RING finger protein, ubiquitinates RIG-I to promote interferon-beta induction during the early phase of viral infection. J Biol Chem *284*, 807-817.

[149] Park, B. , Brinkmann, M. M. , Spooner, E. , Lee, C. C. , Kim, Y. M. , and Ploegh, H. L. (2008). Proteolytic cleavage in an endolysosomal compartment is required for activation of Toll-like receptor 9. Nat Immunol *9*, 1407-1414.

[150] Pasare, C. , and Medzhitov, R. (2003). Toll pathway-depend-ent blockade of CD4+CD25+ T cell-mediated suppression by den-dritic cells. Science *299*, 1033-1036.

[151] Pasare, C. , and Medzhitov, R. (2005). Toll-like receptors: linking innate and adaptive immunity. Adv Exp Med Biol *560*, 11-18.

[152] Paz, S. , Vilasco, M. , Arguello, M. , Sun, Q. , Lacoste, J. , Nguyen, T. L. , Zhao, T. , Shestakova, E. A. , Zaari, S. , Bibeau-Poirier, A. , *et al.* (2009). Ubiquitin-regulated recruit-ment of IkappaB kinase epsilon to the MAVS interferon signaling adapter. Mol Cell Biol *29*, 3401-3412.

[153] Perry, A. K. , Chow, E. K. , Goodnough, J. B. , Yeh, W. C. , and Cheng, G. (2004). Differential requirement for TANK-binding kinase-1 in type I interferon responses to toll-like receptor activation and viral infection. J Exp Med *199*, 1651-1658.

[154] Pestka, S. , Krause, C. D. , and Walter, M. R. (2004). Interferons, interferon-like cytokines, and their receptors. Immunol Rev *202*, 8-32.

[155] Piccini, A. , Carta, S. , Tassi, S. , Lasiglie, D. , Fossati, G. , and Rubartelli, A. (2008). ATP is released by monocytes stimulated with pathogen-sensing receptor ligands and induces IL-1beta and IL-18 secretion in an autocrine way. Proc Natl Acad Sci U S A *105*, 8067-8072.

[156] Pichlmair, A. , Schulz, O. , Tan, C. P. , Naslund, T. I. , Liljestrom, P. , Weber, F. , and Reis e Sousa, C. (2006). RIG-I-mediated antiviral responses to single-stranded RNA bearing 5'-phosphates. Science *314*, 997-1001.

[157] Pippig, D. A. , Hellmuth, J. C. , Cui, S. , Kirchhofer, A. , Lammens, K. , Lammens, A. , Schmidt, A. , Rothenfusser, S. , and Hopfner, K. P. (2009). The regulatory domain of the RIG-I family ATPase LGP2 senses double-stranded RNA. Nucleic Acids Res *37*, 2014-2025.

[158] Pobezinskaya, Y. L. , Kim, Y. S. , Choksi, S. , Morgan, M. J. , Li, T. , Liu, C. , and Liu, Z. (2008). The function of TRADD in signaling through tumor necrosis factor receptor 1 and TRIF-dependent Toll-like receptors. Nat Immunol *9*, 1047-1054.

[159] Poeck, H. , Bscheider, M. , Gross, O. , Finger, K. , Roth, S. , Rebsamen, M. , Hannesschlager, N. , Schlee, M. , Rothenfusser, S. , Barchet, W. , *et al.* Recognition of RNA virus by RIG-I results in activation of CARD9 and inflammasome signaling for interleukin 1 beta production. Nat Immunol *11*, 63-69.

[160] Rebsamen, M. , Meylan, E. , Curran, J. , and Tschopp, J.

145

(2008). The antiviral adaptor proteins Cardif and Trif are processed and inactivated by caspases. Cell Death Differ *15*, 1804-1811.

[161] Roberts, T. L., Idris, A., Dunn, J. A., Kelly, G. M., Burnton, C. M., Hodgson, S., Hardy, L. L., Garceau, V., Sweet, M. J., Ross, I. L., *et al*. (2009). HIN-200 proteins regulate caspase activation in response to foreign cytoplasmic DNA. Science *323*, 1057-1060.

[162] Ryzhakov, G., and Randow, F. (2007). SINTBAD, a novel component of innate antiviral immunity, shares a TBK1-binding domain with NAP1 and TANK. Embo J *26*, 3180-3190.

[163] Saha, S. K., Pietras, E. M., He, J. Q., Kang, J. R., Liu, S. Y., Oganesyan, G., Shahangian, A., Zarnegar, B., Shiba, T. L., Wang, Y., and Cheng, G. (2006). Regulation of antiviral responses by a direct and specific interaction between TRAF3 and Cardif. Embo J *25*, 3257-3263.

[164] Saito, T., Hirai, R., Loo, Y. M., Owen, D., Johnson, C. L., Sinha, S. C., Akira, S., Fujita, T., and Gale, M., Jr. (2007). Regulation of innate antiviral defenses through a shared repressor domain in RIG-I and LGP2. Proc Natl Acad Sci U S A *104*, 582-587.

[165] Saito, T., Owen, D. M., Jiang, F., Marcotrigiano, J., and Gale, M., Jr. (2008). Innate immunity induced by composition-dependent RIG-I recognition of hepatitis C virus RNA. Nature *454*, 523-527.

[166] Saitoh, T., Tun-Kyi, A., Ryo, A., Yamamoto, M., Finn, G., Fujita, T., Akira, S., Yamamoto, N., Lu, K. P., and Yamaoka, S. (2006). Negative regulation of interferon-regulatory factor 3-dependent innate antiviral response by the prolyl isomerase Pin1. Nat Immunol *7*, 598-605.

[167] Saitoh, T., Yamamoto, M., Miyagishi, M., Taira, K., Nakanishi,

M. , Fujita, T. , Akira, S. , Yamamoto, N. , and Yamaoka, S. (2005). A20 is a negative regulator of IFN regulatory factor 3 signaling. J Immunol *174*, 1507-1512.

[168] Sanada, T. , Takaesu, G. , Mashima, R. , Yoshida, R. , Kobayashi, T. , and Yoshimura, A. (2008). FLN29 deficiency reveals its negative regulatory role in the Toll-like receptor (TLR) and retinoic acid-inducible gene I (RIG-I)-like helicase signaling pathway. J Biol Chem *283*, 33858-33864.

[169] Sasai, M. , Oshiumi, H. , Matsumoto, M. , Inoue, N. , Fujita, F. , Nakanishi, M. , and Seya, T. (2005). Cutting Edge: NF-kappaB-activating kinase-associated protein 1 participates in TLR3/Toll-IL-1 homology domain-containing adapter molecule-1-mediated IFN regulatory factor 3 activation. J Immunol *174*, 27-30.

[170] Sasai, M. , Shingai, M. , Funami, K. , Yoneyama, M. , Fujita, T. , Matsumoto, M. , and Seya, T. (2006). NAK-associated protein 1 participates in both the TLR3 and the cytoplasmic pathways in type I IFN induction. J Immunol *177*, 8676-8683.

[171] Satoh, T. , Kato, H. , Kumagai, Y. , Yoneyama, M. , Sato, S. , Matsushita, K. , Tsujimura, T. , Fujita, T. , Akira, S. , and Takeuchi, O. LGP2 is a positive regulator of RIG-I- and MDA5-mediated antiviral responses. Proc Natl Acad Sci U S A.

[172] Schlee, M. , Roth, A. , Hornung, V. , Hagmann, C. A. , Wimmenauer, V. , Barchet, W. , Coch, C. , Janke, M. , Mihailovic, A. , Wardle, G. , et al. (2009). Recognition of 5′ triphosphate by RIG-I helicase requires short blunt double-stranded RNA as contained in panhandle of negative-strand virus. Immunity *31*, 25-34.

[173] Seth, R. B. , Sun, L. , Ea, C. K. , and Chen, Z. J. (2005). Identification and characterization of MAVS, a mitochondrial antiviral signaling protein that activates NF-kappaB and IRF 3. Cell

*122*, 669-682.

[174] Shahangian, A. , Chow, E. K. , Tian, X. , Kang, J. R. , Ghaffari, A. , Liu, S. Y. , Belperio, J. A. , Cheng, G. , and Deng, J. C. (2009). Type I IFNs mediate development of postinfluenza bacterial pneumonia in mice. J Clin Invest *119*, 1910-1920.

[175] Shi, M. , Deng, W. , Bi, E. , Mao, K. , Ji, Y. , Lin, G. , Wu, X. , Tao, Z. , Li, Z. , Cai, X. , *et al.* (2008). TRIM30 alpha negatively regulates TLR-mediated NF-kappa B activation by targeting TAB2 and TAB3 for degradation. Nat Immunol *9*, 369-377.

[176] Shi, Z. , Cai, Z. , Wen, S. , Chen, C. , Gendron, C. , Sanchez, A. , Patterson, K. , Fu, S. , Yang, J. , Wildman, D. , *et al.* (2009). Transcriptional regulation of the novel Toll-like receptor Tlr13. J Biol Chem *284*, 20540-20547.

[177] Smyth, D. J. , Cooper, J. D. , Bailey, R. , Field, S. , Burren, O. , Smink, L. J. , Guja, C. , Ionescu-Tirgoviste, C. , Widmer, B. , Dunger, D. B. , *et al.* (2006). A genome-wide association study of nonsynonymous SNPs identifies a type 1 diabetes locus in the interferon-induced helicase ( IFIH1 ) region. Nat Genet *38*, 617-619.

[178] Su, X. , Li, S. , Meng, M. , Qian, W. , Xie, W. , Chen, D. , Zhai, Z. , and Shu, H. B. (2006). TNF receptor-associated factor-1 ( TRAF1 ) negatively regulates Toll/IL-1 receptor domain-containing adaptor inducing IFN-beta ( TRIF )-mediated signaling. Eur J Immunol *36*, 199-206.

[179] Sun, Q. , Sun, L. , Liu, H. H. , Chen, X. , Seth, R. B. , Forman, J. , and Chen, Z. J. (2006). The specific and essential role of MAVS in antiviral innate immune responses. Immunity 24, 633-642.

[180] Sutterwala, F. S. , Ogura, Y. , Szczepanik, M. , Lara-Tejero, M. , Lichtenberger, G. S. , Grant, E. P. , Bertin, J. , Coyle,

A. J. , Galan, J. E. , Askenase, P. W. , and Flavell, R. A. (2006). Critical role for NALP3/CIAS1/Cryopyrin in innate and adaptive immunity through its regulation of caspase-1. Immunity *24*, 317-327.

[181] Szretter, K. J. , Samuel, M. A. , Gilfillan, S. , Fuchs, A. , Colonna, M. , and Diamond, M. S. (2009). The immune adaptor molecule SARM modulates tumor necrosis factor alpha production and microglia activation in the brainstem and restricts West Nile Virus pathogenesis. J Virol *83*, 9329-9338.

[182] Tabeta, K. , Hoebe, K. , Janssen, E. M. , Du, X. , Georgel, P. , Crozat, K. , Mudd, S. , Mann, N. , Sovath, S. , Goode, J. , *et al.* (2006). The Unc93b1 mutation 3d disrupts exogenous antigen presentation and signaling via Toll-like receptors 3, 7 and 9. Nat Immunol *7*, 156-164.

[183] Takahasi, K. , Kumeta, H. , Tsuduki, N. , Narita, R. , Shigemoto, T. , Hirai, R. , Yoneyama, M. , Horiuchi, M. , Ogura, K. , Fujita, T. , and Inagaki, F. (2009). Solution structures of cytosolic RNA sensor MDA5 and LGP2 C-terminal domains: identification of the RNA recognition loop in RIG-I-like receptors. J Biol Chem *284*, 17465-17474.

[184] Takahasi, K. , Yoneyama, M. , Nishihori, T. , Hirai, R. , Kumeta, H. , Narita, R. , Gale, M. , Jr. , Inagaki, F. , and Fujita, T. (2008). Nonself RNA-sensing mechanism of RIG-I helicase and activation of antiviral immune responses. Mol Cell *29*, 428-440.

[185] Takaoka, A. , Wang, Z. , Choi, M. K. , Yanai, H. , Negishi, H. , Ban, T. , Lu, Y. , Miyagishi, M. , Kodama, T. , Honda, K. , *et al.* (2007). DAI (DLM-1/ZBP1) is a cytosolic DNA sensor and an activator of innate immune response. Nature *448*, 501-505.

[186] Takeuchi, O. , and Akira, S. (2009). Innate immunity to virus

infection. Immunol Rev *227*, 75-86.

[187] Takeuchi, O., Kawai, T., Muhlradt, P. F., Morr, M., Rado-lf, J. D., Zychlinsky, A., Takeda, K., and Akira, S. (2001). Discrimination of bacterial lipoproteins by Toll-like re-ceptor 6. Int Immunol *13*, 933-940.

[188] Takeuchi, O., Sato, S., Horiuchi, T., Hoshino, K., Takeda, K., Dong, Z., Modlin, R. L., and Akira, S. (2002). Cutting edge: role of Toll-like receptor 1 in mediating immune response to microbial lipoproteins. J Immunol *169*, 10-14.

[189] Tamura, T., Yanai, H., Savitsky, D., and Taniguchi, T. (2008). The IRF family transcription factors in immunity and on-cogenesis. Annu Rev Immunol *26*, 535-584.

[190] Tenoever, B. R., Ng, S. L., Chua, M. A., McWhirter, S. M., Garcia-Sastre, A., and Maniatis, T. (2007). Multiple functions of the IKK-related kinase IKKepsilon in interferon-medi-ated antiviral immunity. Science *315*, 1274-1278.

[191] Thanos, D., and Maniatis, T. (1995). Virus induction of hu-man IFN beta gene expression requires the assembly of an enhan-ceosome. Cell *83*, 1091-1100.

[192] Theofilopoulos, A. N., Baccala, R., Beutler, B., and Kono, D. H. (2005). Type I interferons (alpha/beta) in immunity and autoimmunity. Annu Rev Immunol *23*, 307-336.

[193] Thomas, P. G., Dash, P., Aldridge, J. R., Jr., Ellebedy, A. H., Reynolds, C., Funk, A. J., Martin, W. J., Lamkan-fi, M., Webby, R. J., Boyd, K. L., *et al.* (2009). The in-tracellular sensor NLRP3 mediates key innate and healing respon-ses to influenza A virus via the regulation of caspase-1. Immunity *30*, 566-575.

[194] Tian, Y., Zhang, Y., Zhong, B., Wang, Y. Y., Diao, F. C., Wang, R. P., Zhang, M., Chen, D. Y., Zhai, Z. H., and Shu, H. B. (2007). RBCK1 negatively regulates tumor

necrosis factor- and interleukin-1-triggered NF-kappaB activation by targeting TAB2/3 for degradation. J Biol Chem *282*, 16776-16782.

[195] Town, T. , Bai, F. , Wang, T. , Kaplan, A. T. , Qian, F. , Montgomery, R. R. , Anderson, J. F. , Flavell, R. A. , and Fikrig, E. ( 2009 ). Toll-like receptor 7 mitigates lethal West Nile encephalitis via interleukin 23-dependent immune cell infiltration and homing. Immunity *30*, 242-253.

[196] Triantafilou, K. , and Triantafilou, M. ( 2004 ). Coxsackievirus B4-induced cytokine production in pancreatic cells is mediated through toll-like receptor 4. J Virol *78*, 11313-11320.

[197] Uehara, A. , Fujimoto, Y. , Fukase, K. , and Takada, H. ( 2007 ). Various human epithelial cells express functional Toll-like receptors, NOD1 and NOD2 to produce anti-microbial peptides, but not proinflammatory cytokines. Mol Immunol *44*, 3100-3111.

[198] Uehara, A. , Sugawara, Y. , Kurata, S. , Fujimoto, Y. , Fukase, K. , Kusumoto, S. , Satta, Y. , Sasano, T. , Sugawara, S. , and Takada, H. ( 2005 ). Chemically synthesized pathogen-associated molecular patterns increase the expression of peptidoglycan recognition proteins via toll-like receptors, NOD1 and NOD2 in human oral epithelial cells. Cell Microbiol *7*, 675-686.

[199] Uematsu, S. , Sato, S. , Yamamoto, M. , Hirotani, T. , Kato, H. , Takeshita, F. , Matsuda, M. , Coban, C. , Ishii, K. J. , Kawai, T. , *et al*. ( 2005 ). Interleukin-1 receptor-associated kinase-1 plays an essential role for Toll-like receptor ( TLR )7- and TLR9-mediated interferon-{ alpha } induction. J Exp Med *201*, 915-923.

[200] Vallabhapurapu, S. , Matsuzawa, A. , Zhang, W. , Tseng, P. H. , Keats, J. J. , Wang, H. , Vignali, D. A. , Bergsagel, P. L. , and Karin, M. ( 2008 ). Nonredundant and complementary

functions of TRAF2 and TRAF3 in a ubiquitination cascade that activates NIK-dependent alternative NF-kappaB signaling. Nat Immunol *9*, 1364-1370.

[201] Venkataraman, T. , Valdes, M. , Elsby, R. , Kakuta, S. , Caceres, G. , Saijo, S. , Iwakura, Y. , and Barber, G. N. (2007). Loss of DExD/H box RNA helicase LGP2 manifests disparate antiviral responses. J Immunol *178*, 6444-6455.

[202] Wang, C. , Chen, T. , Zhang, J. , Yang, M. , Li, N. , Xu, X. , and Cao, X. (2009). The E3 ubiquitin ligase Nrdp1 ´preferentially´ promotes TLR-mediated production of type I interferon. Nat Immunol *10*, 744-752.

[203] Wang, T. , Town, T. , Alexopoulou, L. , Anderson, J. F. , Fikrig, E. , and Flavell, R. A. (2004a). Toll-like receptor 3 mediates West Nile virus entry into the brain causing lethal encephalitis. Nat Med *10*, 1366-1373.

[204] Wang, Y. , Zhang, H. X. , Sun, Y. P. , Liu, Z. X. , Liu, X. S. , Wang, L. , Lu, S. Y. , Kong, H. , Liu, Q. L. , Li, X. H. , *et al.* (2007). Rig-I-/- mice develop colitis associated with downregulation of G alpha i2. Cell Res *17*, 858-868.

[205] Wang, Y. Y. , Li, L. , Han, K. J. , Zhai, Z. , and Shu, H. B. (2004b). A20 is a potent inhibitor of TLR3- and Sendai virus-induced activation of NF-kappaB and ISRE and IFN-beta promoter. FEBS Lett *576*, 86-90.

[206] Watanabe, T. , Kitani, A. , Murray, P. J. , and Strober, W. (2004). NOD2 is a negative regulator of Toll-like receptor 2-mediated T helper type 1 responses. Nat Immunol *5*, 800-808.

[207] Wathelet, M. G. , Lin, C. H. , Parekh, B. S. , Ronco, L. V. , Howley, P. M. , and Maniatis, T. (1998). Virus infection induces the assembly of coordinately activated transcription factors on the IFN-beta enhancer in vivo. Mol Cell *1*, 507-518.

[208] Werner, S. L. , Barken, D. , and Hoffmann, A. (2005). Stim-

ulus specificity of gene expression programs determined by temporal control of IKK activity. Science *309*, 1857-1861.

[209] Woodgett, J. R. , and Ohashi, P. S. (2005). GSK3: an in-Toll-erant protein kinase? Nat Immunol *6*, 751-752.

[210] Xu, L. , Xiao, N. , Liu, F. , Ren, H. , and Gu, J. (2009). Inhibition of RIG-I and MDA5-dependent antiviral response by gC1qR at mitochondria. Proc Natl Acad Sci U S A *106*, 1530-1535.

[211] Xu, L. G. , Wang, Y. Y. , Han, K. J. , Li, L. Y. , Zhai, Z. , and Shu, H. B. (2005). VISA is an adapter protein required for virus-triggered IFN-beta signaling. Mol Cell *19*, 727-740.

[212] Yamamoto, M. , Sato, S. , Hemmi, H. , Hoshino, K. , Kaisho, T. , Sanjo, H. , Takeuchi, O. , Sugiyama, M. , Okabe, M. , Takeda, K. , and Akira, S. (2003). Role of adaptor TRIF in the MyD88-independent toll-like receptor signaling pathway. Science *301*, 640-643.

[213] Yamamoto, M. , Sato, S. , Mori, K. , Hoshino, K. , Takeuchi, O. , Takeda, K. , and Akira, S. (2002). Cutting edge: a novel Toll/IL-1 receptor domain-containing adapter that preferentially activates the IFN-beta promoter in the Toll-like receptor signaling. J Immunol *169*, 6668-6672.

[214] Yang, K. , Shi, H. X. , Liu, X. Y. , Shan, Y. F. , Wei, B. , Chen, S. , and Wang, C. (2009). TRIM21 is essential to sustain IFN regulatory factor 3 activation during antiviral response. J Immunol *182*, 3782-3792.

[215] Yoneyama, M. , and Fujita, T. (2008). Structural mechanism of RNA recognition by the RIG-I-like receptors. Immunity *29*, 178-181.

[216] Yoneyama, M. , and Fujita, T. (2009). RNA recognition and signal transduction by RIG-I-like receptors. Immunol Rev *227*, 54-65.

[217] Yoneyama, M. , Kikuchi, M. , Matsumoto, K. , Imaizumi, T. , Miyagishi, M. , Taira, K. , Foy, E. , Loo, Y. M. , Gale, M. , Jr. , Akira, S. , et al. (2005). Shared and unique functions of the DExD/H-box helicases RIG-I, MDA5, and LGP2 in antiviral innate immunity. J Immunol 175, 2851-2858.

[218] Yoneyama, M. , Kikuchi, M. , Natsukawa, T. , Shinobu, N. , Imaizumi, T. , Miyagishi, M. , Taira, K. , Akira, S. , and Fujita, T. (2004). The RNA helicase RIG-I has an essential function in double-stranded RNA-induced innate antiviral responses. Nat Immunol 5, 730-737.

[219] You, F. , Sun, H. , Zhou, X. , Sun, W. , Liang, S. , Zhai, Z. , and Jiang, Z. (2009). PCBP2 mediates degradation of the adaptor MAVS via the HECT ubiquitin ligase AIP4. Nat Immunol 10, 1300-1308.

[220] Younger, J. M. , Chen, L. , Ren, H. Y. , Rosser, M. F. , Turnbull, E. L. , Fan, C. Y. , Patterson, C. , and Cyr, D. M. (2006). Sequential quality-control checkpoints triage misfolded cystic fibrosis transmembrane conductance regulator. Cell 126, 571-582.

[221] Zarnegar, B. J. , Wang, Y. , Mahoney, D. J. , Dempsey, P. W. , Cheung, H. H. , He, J. , Shiba, T. , Yang, X. , Yeh, W. C. , Mak, T. W. , et al. (2008). Noncanonical NF-kappaB activation requires coordinated assembly of a regulatory complex of the adaptors cIAP1, cIAP2, TRAF2 and TRAF3 and the kinase NIK. Nat Immunol 9, 1371-1378.

[222] Zhang, D. , Zhang, G. , Hayden, M. S. , Greenblatt, M. B. , Bussey, C. , Flavell, R. A. , and Ghosh, S. (2004). A toll-like receptor that prevents infection by uropathogenic bacteria. Science 303, 1522-1526.

[223] Zhang, M. , Tian, Y. , Wang, R. P. , Gao, D. , Zhang, Y. , Diao, F. C. , Chen, D. Y. , Zhai, Z. H. , and Shu, H. B.

(2008a). Negative feedback regulation of cellular antiviral signaling by RBCK1-mediated degradation of IRF3. Cell Res *18*, 1096-1104.

[224] Zhang, M. , Wu, X. , Lee, A. J. , Jin, W. , Chang, M. , Wright, A. , Imaizumi, T. , and Sun, S. C. (2008b). Regulation of IkappaB kinase-related kinases and antiviral responses by tumor suppressor CYLD. J Biol Chem *283*, 18621-18626.

[225] Zhang, S. Y. , Jouanguy, E. , Ugolini, S. , Smahi, A. , Elain, G. , Romero, P. , Segal, D. , Sancho-Shimizu, V. , Lorenzo, L. , Puel, A. , *et al.* (2007). TLR3 deficiency in patients with herpes simplex encephalitis. Science *317*, 1522-1527.

[226] Zhao, C. , Denison, C. , Huibregtse, J. M. , Gygi, S. , and Krug, R. M. (2005). Human ISG15 conjugation targets both IFN-induced and constitutively expressed proteins functioning in diverse cellular pathways. Proc Natl Acad Sci U S A *102*, 10200-10205.

[227] Zhong, B. , Yang, Y. , Li, S. , Wang, Y. Y. , Li, Y. , Diao, F. , Lei, C. , He, X. , Zhang, L. , Tien, P. , and Shu, H. B. (2008). The adaptor protein MITA links virus-sensing receptors to IRF3 transcription factor activation. Immunity *29*, 538-550.

[228] Zhong, B. , Zhang, L. , Lei, C. , Li, Y. , Mao, A. P. , Yang, Y. , Wang, Y. Y. , Zhang, X. L. , and Shu, H. B. (2009). The ubiquitin ligase RNF5 regulates antiviral responses by mediating degradation of the adaptor protein MITA. Immunity *30*, 397-407.

[229]《抗病毒天然免疫》,舒红兵主编,科学出版社,2009 年 9 月,第一版。

# 缩 略 词 表

| 英文简称 | 英文全称 | 中文全称 |
|---|---|---|
| 2-5A | 2′,5′-linked oligoadenylate | 2′,5′连接的寡聚腺苷酸 |
| AP-1 | activator protein-1 | 活化蛋白-1 |
| AdV | Adenovirus | 腺病毒 |
| alternative pathway | alternative pathway | 替代途径 |
| APCs | antigen presenting cells | 抗原递呈细胞 |
| BIR | baculovirus inhivitor domain | 杆状病毒抑制结构域 |
| CTD | C terminal domain | C 末端结构域 |
| CARD | caspase activation and recruitment domain | 级联激活和招募结构域 |
| cDCs | conventional dendritic cells | 传统树突状细胞 |
| Chemokine | Chemokine | 趋化因子 |
| JNK | c-jun N-terminal kinases | c-Jun 氨基末端激酶 |
| Classic Pathway | Classic Pathway | 经典途径 |
| CBP | CREB binding protein | CREB 结合蛋白 |
| cytokine | cytokine | 细胞因子 |
| CMV | Cytomegalovirus | 巨细胞病毒 |
| CTL | Cytotoxic T lymphocyte | 细胞毒性 T 细胞 |
| DD | death domain | 死亡结构域 |

156

| DED | death effector domai | 死亡效应结构域 |
|---|---|---|
| DV | Dengue virus | 登革热病毒 |
| DAI | DNA-dependent activator of IFN-regulatory factors | DNA 依赖的 IRF 激活子 |
| dsRNA | double-stranded RNA | 双链 RNA 分子 |
| EBOV | Ebola virus | 埃博拉病毒 |
| EMCV | Encephalomyocarditis viru | 脑心肌炎病毒 |
| ER | endoplasmic reticulum | 内质网 |
| endosome | endosome | 胞内体 |
| enhanceosome | enhanceosome | 增强子复合物 |
| Env | envelope | 包膜蛋白 |
| EBV | Epstein-Barr virus | 爱泼斯坦-巴尔病毒 |
| HA | Hemagglutinin | 血凝素 |
| HSV | Herpes simplex virus | 单纯疱疹病毒 |
| HSV | Human simplex herpesvirus | 人单纯疱疹病毒 |
| IKK | Inhibitor of kappaB kinase | IκB 激酶 |
| IRF | interferon regulatory factor | 干扰素调节因子 |
| IFNAR | interferon-α/β receptor | 干扰素受体 |
| IFNs | Interferons | 干扰素 |
| ISRE | interferon-stimulated responsive element | 干扰素刺激反应元件 |
| IRF-E | interferon-regulatory factor binding element | IRF 结合元件 |

| IRAKs | interleukin receptor associated kinase | 白介素受体相关激酶 |
| IL | Interleukin | 白介素 |
| IL-1R | Interleukin-1 receptor | 白介素-1 受体 |
| JAK | Janus kinase | Janus 蛋白激酶 |
| LRRs | Leucine rich repeats | 亮氨酸重复序列 |
| LPS | Lipopolysaccharide | 脂多糖 |
| MHC | Major Histocompatibility Complex | 主要组织相容性复合物 |
| MDA5 | melanoma differentiation-associated gene-5 | 黑色素瘤分化相关基因 5 |
| Mengo virus | Mengo virus | 门戈病毒 |
| | monocyte-derived macrophage | 单核细胞来源的巨噬细胞 |
| MEF | mouse embryo fibroblast | 小鼠成纤维细胞 |
| MCMV | murine cytomegalovirus | 小鼠巨细胞病毒 |
| NK | natural killer cell | 自然杀伤细胞 |
| NDV | Newcastle disease virus | 新城疫病毒 |
| NLS | nuclear localization signal | 核定位信号序列 |
| NOD | Nucleotide binding oligomerization domain | 核苷酸结合寡聚化结构域 |
| NLR | nucleotide oligomerization domain-like receptor | NOD 样受体 |
| Paramyxoviridae | Paramyxoviridae | 副粘病毒科 |
| PAMP | pathogen-associated molecular pattern | 病原相关分子模式 |
| PRR | pattern recognition receptor | 模式识别受体 |

| PGN | Peptidoglycan | 肽聚糖 |
|---|---|---|
| pDCs | plasmacytoid DCs | 浆细胞样 DCs |
| polydA:dT | polydeoxyadenylic-thymidylic | 多聚脱氧腺嘌呤-胸腺嘧啶 |
| polyI:C | polyinosinic-polycytidylic acid | 多聚次黄嘌呤-胞嘧啶核苷酸 |
| RIP | receptor-interacting protein | 受体结合蛋白 |
| RHD | Rel homology domain | Rel 同源结构域 |
| Reoviridae | Reoviridae | 呼肠孤病毒科 |
| RD | repressor domain | 抑制结构域 |
| RSV | respiratory syncytial virus | 呼吸道合胞病毒 |
| RIG-I | retinoic acid-induced gene I | 视黄酸诱导基因 I |
| RNaseL | Ribonuclease L | 内核糖核酸酶 |
| RLR | RIG-I-like receptor | RIG-I 样受体 |
| SeV | Sendai virus | 仙台病毒 |
| ssRNA | Single-stranded RNA | 单链 RNA |
| Th | T helper cell | T 辅助细胞 |
|  | Theiler's encephalomyelitis virus | 脑脊髓炎病毒 |
| TRAF | TNF receptor-associated factor | 肿瘤坏死因子受体相关因子 |
| TIR | Toll/IL-1 receptor domain | TIR 结构域 |
| TLR | Toll-like receptor | Toll 样受体 |
| TNFα | Tumor Necrosis factor α | 肿瘤坏死因子 α |

| TRAF | tumor necrosis factor receptor associated factor | 肿瘤坏死因子受体相关因子 |
| VACV | Vaccinia virus | 痘苗病毒 |
| VSV | vesicular stomatitis virus | 水疱性口炎病毒 |
| WNV | West Nile virus | 西尼罗河病毒 |

# 致　谢

　　衷心感谢我的导师舒红兵教授。五年前,舒老师来到武汉大学担任生命科学学院院长,我非常幸运地进入舒老师的实验室,从事细胞抗病毒反应信号转导领域的研究。五年来,舒老师对我严格要求,尽心指导。舒老师严谨求实的科学态度、渊博的学识以及敏锐的洞察力使我终身受益。在舒老师的指导下,我掌握了科学研究的基本实验技能和研究方法,逐步树立了科学研究的态度,进一步锻炼了自己的性格。舒老师在学术上是一位良师,同时在生活上是一位挚友。在我遇到各种困难和困惑需要帮助的时候,舒老师总是给予无私的关怀和倾力的帮助。

　　王延轶老师、李姝师姐以及刘丽娟师妹承担了实验室极其繁琐的日常管理工作,她们的努力使得我们各项实验工作能顺利进行。感谢邵雪玲老师。在实验室成立之初,邵老师在很短的时间里帮助舒老师建立起了实验室,完成了新仪器的购买以及安装调试工作,使我们的实验工作尽快开展起来。在此,对她们的辛劳表示由衷的谢意。

　　感谢实验室的刘昱副教授,刘老师在酵母双杂交实验和免疫荧光实验上给了我很多指导与帮助。感谢王延轶老师在论文撰写和修改过程中给予的指导和帮助,我从中领悟到了很多在课堂上无法学到的东西。同时感谢实验室的吴叔文老师,是吴老师带我第一次做细胞实验,并在表达克隆筛选的初期给我指导和鼓励。感谢生物物理所的杨福全研究员和武汉大学的郭林教授,他们在质谱方面给了我莫大的帮助和指导。感谢武汉大学的章晓联教授在原代细胞分离与培养方面对我的指导。他们宝贵的意见、无私的帮助和鼓励极大地推动了我的研究工作的进程。

感谢毛爱平、杨艳、贺晓、雷曹琦、张璐、张煜、谭博、刘甜甜等师弟师妹，他们负责构建了本论文中的许多载体，完成了酵母质粒的提取、PCR 以及测序工作，完成了相关蛋白的纯化等工作；感谢李姝师姐在脂质体转染和病毒扩增等实验上的帮助；感谢李颖师妹在质谱实验以及原代细胞分离与培养实验方面提供的帮助；感谢实验室所有男生慷慨地奉献自己的血液，供我做原代细胞分离与培养的相关实验；感谢康曦师兄、北京大学 Shulab 的王瑞鹏师兄、刁飞慈师姐以及其他师弟师妹，他们在我实验上遇到困难的时候总是给我分析问题，使我获益匪浅，他们无私的帮助使我的研究工作能够顺利进行。

感谢生科院的何建庆书记、郭德银副院长、学生工作组和办公室的各位老师在各方面给予的帮助和支持。

五年里，我们一起在绿洲楼上喝过"姜烧女儿红"，一起在茶港路上的"铁棚酒家"、广八路上的"红牛小吃"以及广埠屯附近的"傣妹火锅"吃过各种美味佳肴，一起在钱柜和星光 K 过歌，也一起在大别山的薄刀锋和云台山的一线天感叹过大自然的鬼斧神工……我永远都不会忘记这些留下我们的欢歌笑语和美好回忆的地方。当然，我也忘不了 4104 Shulab 这个大集体，无论我将来在什么地方，我都会永远记得并自豪地宣称：我是 Shulab 的一员！

最后，我要感谢我的家人和亲朋好友。他们一直默默地支持我求学的欲望并鼓励我去追求自己的理想，尽量减少学业之外的事情对我的干扰。为我的学习和成长，我的父母作出了很大的牺牲，付出了自己毕生的心血，他们无微不至的关怀和爱护，不断的勉励和教诲，支持、激励着我完成学业。

# 武汉大学优秀博士学位论文文库

已出版：

- 基于双耳线索的移动音频编码研究 / 陈水仙 著

- 多帧影像超分辨率复原重建关键技术研究 / 谢伟 著

- Copula函数理论在多变量水文分析计算中的应用研究 / 陈璐 著

- 大型地下洞室群地震响应与结构面控制型围岩稳定研究 / 张雨霆 著

- 迷走神经诱发心房颤动的电生理和离子通道基础研究 / 赵庆彦 著

- 心房颤动的自主神经机制研究 / 鲁志兵 著

- 氧化应激状态下维持黑素小体蛋白低免疫原性的分子机制研究 / 刘小明 著

- 实流形在复流形中的全纯不变量 / 尹万科 著

- MITA介导的细胞抗病毒反应信号转导及其调节机制 / 钟波 著

- 图书馆数字资源选择标准研究 / 唐琼 著

- 年龄结构变动与经济增长：理论模型与政策建议 / 李魁 著

- 积极一般预防理论研究 / 陈金林 著

- 海洋石油开发环境污染法律救济机制研究 / 高翔 著
  —— 以美国墨西哥湾漏油事故和我国渤海湾漏油事故为视角

- 中国共产党人政治忠诚观研究 / 徐霞 著

- 现代汉语属性名词语义特征研究 / 许艳平 著

- 论马克思的时间概念 / 熊进 著

- 晚明江南诗学研究 / 张清河 著